Dr. Michelle HAINTZ

Weibliche Selbstverwirklichung

Endlich nicht mehr „meinen Mann stehen",
sondern „meine Weiblichkeit
leben und stärken"

Finde deine wahre Identität und
vermähle deine beiden Anteile –
dein Yang und dein Yin –,
denn beide gehören zu dir und
machen dich in deiner Einzigartigkeit aus.

Bibliographische Information der Deutschen Nationalbibliothek

Die Deutsche Nationalbibliothek verzeichnet diese Publikation in der deutschen Nationalbibliographie; detaillierte bibliographische Daten sind im Internet über http://dnb.d-nb.de abrufbar.

© 2020 Alle Rechte vorbehalten

Rechtliche Hinweise

Dieses Buch ist Copyright geschützt und darf weder als Reproduktion, Übersetzung, Weiterverarbeitung oder in ähnlicher Handlung zu kommerziellen Zwecken sowie Weiterverkauf oder sonstiger Veröffentlichungen ohne schriftliche Genehmigung von uns (Dr. Michelle Haintz und Angelina Schulze) verwendet werden. Als Leserin und Leser dieses Buches möchte ich Dich ausdrücklich darauf hinweisen, dass keine Erfolgsgarantie für die Umsetzung meiner Empfehlungen gewährt werden kann. Die Inhalte in diesem Buch spiegeln meine Erfahrungen wider. Ich übernehme auch keinerlei Verantwortung für jegliche Art von Folgen z. B. unerwünschte Reaktionen, Verluste, Risiken bzw. falsch verstandene Texte. Diese Veröffentlichung wurde nach bestem Wissen erstellt. Sollten Inhalte dieses Buches gegen geltende Rechtsvorschriften verstoßen, dann bitte ich Dich um eine Benachrichtigung, um die betreffenden Inhalte schnellst möglich zu bearbeiten bzw. zu entfernen. Die Verwertung der Texte und Bilder, auch auszugsweise, ist ohne Zustimmung des Angelina Schulze Verlags urheberrechtswidrig und strafbar. Dies gilt auch für Übersetzungen, Vervielfältigungen, Mikroverfilmung und für jegliche Art von Verarbeitung mit elektronischen Systemen.

Autorin: © Dr. Michelle Haintz   dr.michelle.haintz@aon.at

Layout und Satz: Dr. Michelle Haintz

Umschlaggestaltung: Angelina Schulze und Dr. Michelle Haintz

Cover- und andere Bilder:
© PIXABAY
© Adobe Stock: LeslieAnn (Frau auf dem Cover)

Verlag:
Angelina Schulze Verlag
Vor dem Walde 9, 38268 Lengede

verlag@angelina-schulze.com
https://angelina-schulze.com
https://angelina-schulze-verlag.de

ISBN: 978-3-96738-113-9

Inhaltsverzeichnis

Zur Einstimmung	5
Endlich nicht mehr meinen Mann stehen…	8
Warst du als Mädchen erwünscht?	12
Wie lebst du deine Weiblichkeit?	20
Innere Dialoge	24
Innere Ratschläge	29
Innere Frau Meditation	32
Weibliches Selbstbild	37
Vollgas mit angezogener Handbremse	41
Wie gehst du mit deiner Energie um?	44
Geben und Nehmen	46
Finde dein wahres Selbst!	51
Selbstliebe Meditation	55
Deine Emotionen	62
Dankbarkeit	68
Weibliche Selbstverwirklichung	70
Erfolgs-Beispiele	76
Erfülltes Leben	83
Weibliche Kreativität	92
Deine Lebensgeschichte	97
Deine Heldinnenreise!	99
13 Stationen deiner Heldinnenreise	109
Mehr Selbsterkenntnis im Akrostichon	115

Bewusstseinserweiterung im Oxymoron 120

Wer bin ich wirklich? 125

Bin ich eine alleingeborene HSP? 130

Alleingeburt und Weiblichkeit? 142

Bin ich eine Scanner Persönlichkeit? 148

Neue Selbstwahrnehmung 160

Selbstvertrauen 162

Deine Ideale 163

Nachwort 168

Kontakt zur Autorin 170

Weitere Produkte der Autorin: 172

Zur Einstimmung

Bist du mit deinem aktuellen Frau-Sein zufrieden?

Also mit deinem Leben als Frau im 21. Jahrhundert?

Kannst du dein Potenzial frei entfalten?

Und mehr und mehr in dich hinein wachsen?

Wie weit bist du in der Entfaltung deines Potenzials?

Also deiner Selbstverwirklichung?

Nimmst du dir genügend Zeit für dich selbst?

Oder kommst du gar nicht auf diese Idee, weil ständig irgendjemand etwas von dir möchte?

Du aber nicht NEIN sagen kannst?

Und daher oft gar nicht mehr zum Nachdenken kommst?

Hast du auch das Gefühl, es ist nie genug?

Was auch immer du tust und gibst, es könnte immer mehr sein?

Funktionierst du so, wie man es von dir erwartet?

Oder wie du meinst, dass man es von dir erwartet?

Was vielleicht gar nicht der Fall ist?

Hast du schon einmal nachgefragt?

Fühlst du dich als Frau erfolgreich?

Und erlebst du Wohlstand im umfassenden Sinn?

Im Sinne von „es steht alles wohl in meinem Leben"?

Hast du das einzigartige Geschenk, das in dir schlummert, erkannt?

Entfaltest du deine Weiblichkeit zu ihrer vollen Blüte?

Und lebst du die großartige Frau, als die du angelegt bist?

Oder „stehst du immer noch deinen Mann"?
Um Erwartungen vom wem auch immer zu erfüllen?
Was machen all diese Fragen mit dir?
Bewegen sie dich?

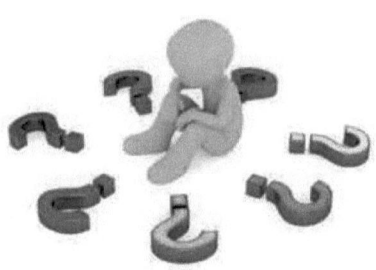

Wenn ja und wenn du tieferen Einblick in die Mechanismen gewinnen möchtest, die bei all dem wirken und dir teilweise die Macht aus der Hand nehmen – die Macht über deine Lebensgestaltung –, dann habe ich dieses Buch für DICH geschrieben.

Dieses Buch möchte ich mir selbst zu meinem Siebziger schenken; aber ich widme es auch all jenen Frauen:

- Die kaum je mit sich zufrieden sind.
- Die ständig mehr geben als annehmen.
- Die sich selbst immer wieder zurücknehmen.
- Die stets „ihren Mann stehen" wollen, statt „ihre Frau zu leben".
- Die sich ständig verausgaben, um ihren Wert zu beweisen.
- Die andere immer wichtiger nehmen als sich selbst.
- Die andauernd damit beschäftigt sind, andere zu retten.

- Die offenbar ein viel zu stark ausgeprägtes „Helfer-Gen" haben.
- Die alles geben und noch mehr.
- Die sich nicht nur hingeben, sondern aufgeben – und oft sogar weggeben.
- Und dennoch das Gefühl haben, es wäre nicht genug…

Ich wünsche dir, geschätzte Leserin, dass du möglichst viele meiner Anregungen umsetzen kannst und nach und nach lernst, DICH SELBST in den Mittelpunkt zu stellen.

Denn genau da solltest du stehen, weil kein Mensch für dich so wesentlich sein sollte wie du selbst.

Niemand verbringt so viel Lebenszeit mit dir wie du selbst. Weder deine Eltern, noch deine Partner, Kinder oder Freunde.

Wäre es da nicht angemessen, dir mehr Zeit, Aufmerksamkeit und Wertschätzung zu schenken?

Und die gemeinsame Zeit mit dir zu genießen?

Genau dabei möchte ich dich begleiten.

Als Mentorin, die dich zu deiner Heldinnenreise ruft und dir dort, wo du es dir wünschst, ermutigend und manchmal auch tröstend zur Seite steht.

Oder auch als Hebamme, die dich in deine Neugeburt auf der nächste Ebene deiner Entwicklungsspirale begleitet; bei der du sowohl die Gebärende als auch das Kind bist – ja, DU wirst neugeboren.

Endlich nicht mehr meinen Mann stehen…

Endlich nicht mehr „meinen Mann stehen", sondern „meine Frau leben"!

Das war ein starker Wunsch, der mich die längste Zeit meines Lebens begleitet hat. Und der mir dann auch noch von anderen gespiegelt wurde.

So hat mich mein erster Mann in die Mannequin-Schule geschickt, damit ich endlich weiblicher würde…

Während des Studiums wurde ich von meinen Kollegen nur als „der Michl" bezeichnet, als „echter Kumpel", mit dem man „Pferde stehlen" kann…

Und immer wieder musste ich mir Dinge anhören wie: ich hätte einen „Gang wie ein Dragoner" und solle mich doch endlich kleiden wie eine richtige Frau…

Andererseits wunderten sich einige, wie ich all die Herausforderungen schaffen würde, vor die mich mein Leben gestellt hat – tatsächlich habe ich mir auf Seele-Ebene wohl einen eher anspruchsvollen Lebenslauf ausgesucht.

Denn ja, ich glaube, wir suchen uns auf Seelen-Ebene selbst das zu lebende Leben aus – zumindest in Grundzügen; jedenfalls die wichtigsten Begegnungen und Erfahrungen.

Mit dieser Lebenseinstellung war mir immer schon klar, dass ich selbst die Verantwortung für mein Leben in der Hand habe.

Nur manchmal hat mich der Opfermodus kurz eingeholt; denn mein Ego war nicht immer erfreut über meinen Seelenplan. Und ich vermute, dir geht es zuweilen ähnlich.

So war ich lange Zeit auch alles andere als zufrieden mit meinem So-Sein und fühlte mich falsch, fehlerhaft, imperfekt…

Aber eines Tages kam mir eine große Offenbarung zu; und mit dieser änderte sich meine Einstellung zu mir selbst um 180 Grad. Und damit zugleich auch mein ganzes Leben.

Wenn es dir ähnlich geht und du dich nicht richtig und alles andere als ideal fühlst, dann werden auch dir meine drei wertvollen Einsichten wohltun. Und hoffentlich ebenso Frieden und Zufriedenheit schenken wie mir.

Erstens ist mir heute klar, warum ich zwar genotypisch und phänotypisch eine Frau bin; dennoch aber meine Yang-Anteile sehr stark lebe. Die übrigens jede Frau in sich trägt; aber nicht in dem Ausmaß wie eine Frau, die zwei Brüder verloren hat.

Und wenn du mit einer ähnlichen Anlage zur Welt gekommen bist, dann gilt das für dich ebenso; umso mehr, je mehr Brüder du verloren hast. Mit diesem Thema befassen wir uns etwas später.

Aber ich habe noch zwei weitere Gründe für dieses Dasein als Yang-Frau gefunden, die ich hier auch mit dir teilen möchte.

Aber zuvor möchte ich die beiden anderen Einsichten mit dir teilen, die mir so viel Erleichterung geschenkt haben.

Erst im zweiten Schritt wurde mir klar, dass ich so, wie ich bin, völlig in Ordnung bin. Und das war die längste Zeit meines Lebens alles andere als selbstverständlich.

Geht es dir ähnlich?

Dann freue dich auf die große Befreiung, die du in der neuen Klarheit gewinnst!

Ob du die Tendenz hast, „deinen Mann zu stehen", oder ob du aus anderen Gründen unzufrieden bist mit dir selbst; lass dir eines versichern:

DU BIST GENAUSO, WIE DU BIST, GUT UND RICHTIG UND IN ORDNUNG!

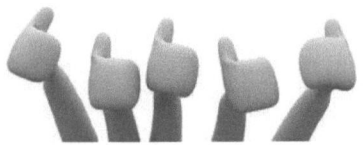

Im dritten Schritt kam ich zu der Einsicht, dass ich mit dieser scheinbaren inneren Ambivalenz – und deren Auflösung – die Aufgabe habe, dieses Wissen auch anderen Frauen weiterzugeben.

Und ich vermute, das gilt für dich genauso. Denn wir Yang-Frauen sind weit mehr, als es auf den ersten Blick den Anschein hat. Und uns gibt es in einer Unzahl von einzigartigen Variationen...

Die Natur ist verschwenderisch und kreativ – und sie schafft Vielfalt und Diversität.

Führe dir bloß die wunderbare Vielfalt der Vogelwelt vor Augen! Diese faszinierende Buntheit und Erscheinungsfülle in Farben, Formen und Verhaltensmustern ist doch immer wieder erstaunlich.

Dasselbe gilt für die atemberaubend schöne Unterwasserwelt; aber auch für die unermessliche Pflanzenpracht – vor allem in ihrer blühenden Form.

Aber auch wir Menschen zeigen doch eine faszinierende Vielfalt in unserer Erscheinung: unserer Hautfarbe, unseren Körperformen, unserem Gesichtsausdruck; vor allem aber in unserem Wesen.

Und da ist es doch nur logisch, dass auch die Zugehörigkeit zu einem Geschlecht zahlreiche Facetten zeigt.

Allein die Tatsache, dass heute amtlicherseits nicht nur die beiden Hauptgeschlechter akzeptiert werden, ist aus meiner Sicht schon ein Fortschritt. Das Transgender-

Phänomen wird meiner Wahrnehmung nach nicht nur häufiger, sondern glücklicherweise mehr und mehr salonfähig.

Aber ich denke, die Diversität geht noch viel weiter, weil die Grenzen ja fließend verlaufen. Wir werden im Kapitel zur Alleingeburt noch einmal darauf zurückkommen.

Was ich an dieser Stelle aber ausdrücklich betonen möchte, ist, dass wir in jeglicher Erscheinungsform gut und richtig sind so, wie wir sind.

Leider ist mir diese Klarheit erst spät im Leben zugekommen, daher hoffe ich sehr, dass ich mit diesem Buch auch möglichst viele junge Frauen anspreche.

Denn je früher du dieses „ich bin gut und richtig so, wie ich bin!" annehmen kannst, umso besser wird es dir gelingen, das einzigartige Geschenk, das in dir schlummert, zu erkennen, auszupacken und der Welt – und dir selbst – darzubringen.

Anders ausgedrückt: umso leichter wird es dir fallen, dein Potenzial zu entfalten und dich als die Frau, die du bist, zu verwirklichen.

Und genau dazu bist du doch auf der Welt: um die zu werden, als die du angelegt bist; und zwar möglichst leicht und mit Freude, damit du auch dein inneres Kind mit im Boot hast.

Also lass mich dir schon im Voraus versichern:

DU bist so, wie du bist, nicht nur gut und richtig, sondern exzellent! Vielleicht hast du diese Exzellenz noch nicht ganz ans Tageslicht gebracht, aber die Anlage dazu ist da und wartet nur, geboren zu werden – also das Licht der Welt zu erblicken.

Und ich freue mich, dir als Hebamme zur Seite zu stehen.

Warst du als Mädchen erwünscht?

Was bedeutet es, voll und ganz deine Weiblichkeit zu leben?

Oder in Besitz zu nehmen?

Vielleicht wieder in Besitz zu nehmen?

Erinnere dich an deine frühe Kindheit!

Warst du da ein typisches Mädchen, das gern mit Puppen gespielt, in seiner Puppenküche gekocht hat und eher brav war?

Oder hast du dich eher wie ein kleiner Lausbub verhalten, technische Geräte zerlegt und mit Buben aus der Nachbarschaft Fußball gespielt und gerauft?

Dieses frühe Verhalten sagt schon einiges aus. Denn wenn du von früh an eher knabenhaft agiert und reagiert hast, spricht einiges dafür, dass du schon mit einer starken Yang-Anlage geboren wurdest.

Aber natürlich kann es auch sein, dass du damit deinen Eltern oder einem Elternteil imponieren wolltest. Das spricht meiner Erfahrung nach dann dafür, dass du als Mädchen eigentlich ein Bub hättest werden sollen.

Und natürlich hängt das davon ab, welcher Generation du angehörst – je alter du bist, umso wahrscheinlicher war zur Zeit deiner Geburt diese Vorliebe für einen Sohn, speziell wenn du die Erstgeborene bist.

Wie sieht das bei dir aus?

Bist du mit einer Enttäuschung zur Welt gekommen?

Sei es, dass man diese ausgedrückt hat; sei es auch, dass sie bloß unterschwellig war?

Wolltest du deinen Vater oder deine Mutter – oder beide – dafür entschädigen, dass du „nur ein Mädchen" bist?

Und hast daher stets danach getrachtet, „deinen Mann zu stehen"?

Ich hatte zahlreiche – mehr oder weniger erfolgreiche – Frauen in Beratung, die erstmals nicht viel mit dieser Frage anfangen konnten. Aber nach einer Weile des In-sich-Gehens dann doch erkannt haben, dass dieses Thema sie stark betrifft.

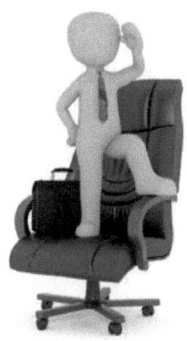

Diese Frauen wollten vor allem beruflich „ihren Mann stehen" und waren meist irgendwo im mittleren Management tätig – aufgehalten in ihrem an sich verdienten weiteren Aufstieg nur durch das, was man landläufig als „gläsernen Plafond" bezeichnet.

Kommt dir dieses Phänomen bekannt vor?

Und hast du dir schon einmal überlegt, woran es liegen könnte, dass du nie den ganzen Erfolg erreichst, den du eigentlich verdient hättest?

Könnte es daran liege, dass du es dir nicht erlaubst, deinen Vater zu überflügeln?

Oder deine Mutter?

Eine solche familiäre Solidarität kann sich so auswirken, dass du dein Studium oder eine andere Ausbildung zwar durchaus erfolgreich durchläufst; aber sobald der Abschluss „droht", kommt ein Sabotagemuster zur Wirkung.

Und das kann verschiedene Formen annehmen.

Sei es, dass du plötzlich aus unerfindlichen Gründen Prüfungsangst bekommst. Sei es, dass im Außen irgendetwas geschieht, was dich ausbremst und dafür sorgt, dass du deinen Vater oder deine Mutter nicht überholst.

Vielleicht wurdest du gegen Ende deines Studiums schwanger und „musstest" daher unterbrechen. Und dann hat es sich nicht mehr ergeben, dass du fertig studierst...

Eines möchte ich hier jedenfalls betonen: was auch immer du im Zuge dieses Buches an Selbstsabotagemustern erkennst – mach dir dafür bitte keine Vorwürfe!

Sondern ganz im Gegenteil: sei froh, dass du sie erkannt hast!

Und wenn dir jetzt vielleicht klar wurde, warum du dein Studium oder deine Ausbildung nicht abgeschlossen hast, obwohl du eigentlich das Zeug dafür gehabt hättest, dann gratuliere dir zu dieser Einsicht!

Und dann hast du zwei Möglichkeiten: du kannst das offen Gebliebene wiederaufgreifen – und das ist viel öfter möglich, als üblicherweise angenommen wird. Es gäbe sogar die Möglichkeit eines Seniorenstudiums, wenn du meiner Generation angehörst.

Oder aber du schließt einfach Frieden damit – aber echten Frieden, dem nicht ein in der Tiefe verborgenes Bedauern anhängt. Und ich nehme an, dass dir das nun leichter fallen wird, wenn du die Mechanismen, die hier gewirkt haben, verstanden hast.

Und wenn du meine bereits kurz angesprochene Sichtweise teilst, dann wird es dir leichter fallen, diesen Seelenplan, dem du offenbar gefolgt bist, auch auf Ego-Ebene anzunehmen.

Interessant ist dieser Mechanismus ja vor allem dann, wenn eine Frau das Studium, dem ihr Vater so gern nachgegangen wäre – das für ihn aber nicht möglich war – in Angriff nimmt. Aber dann kurz vor dem Abschluss aussteigt.

Und das mag daran liegen, dass sie ihrem Vater einerseits imponieren möchte, ihn andererseits aber nicht überflügeln will – all das läuft übrigens meist völlig unbewusst ab.

Wie war das bei dir?

Und mit welchen Argumenten hast du dich getröstet?

Vielleicht war dir dieser Abschluss gar nicht so wichtig?

Vielleicht ging es dir vor allem um Horizonterweiterung?

Und deine damit verbundenen Erfolgserlebnisse?

Oder vielleicht wolltest du mit diesem Studium nur irgendjemand etwas beweisen?

Nimm all das so an, wie es war und ist! Aber freue dich, wenn du die dahinter wirksamen Mechanismen durchschaust!

Mit fällt an dieser Stelle das Gebet ein, das sich manche auf ihre Fahnen heften; und das meinem Gefühl nach ursprünglich von Franz von Assisi stammt:

„Gott gebe mir die heitere Gelassenheit,

anzunehmen, was ich nicht ändern kann;

den Mut, zu ändern, was ich ändern kann;

und die Weisheit,

eines vom anderen zu unterscheiden!"

Nach sieben Jahrzehnten auf diesem Planeten trachte ich tunlichst danach zu leben.

Daher bin ich zwar froh, wenn ich eine Erklärung für etwas mir bis dahin Unerklärliches bekomme. Aber dann lasse ich das entsprechende Thema los und erlaube ihm nicht mehr, mich zu stressen.

Meine Vergangenheit kann ich nicht ändern, daher nehme ich sie möglichst ohne Bedauern an.

So gleicht mein Lebenslauf einem Sägeblatt: immer wieder gab es Aufstiege mit kleineren Erfolgen; aber ehe es zum Durchbruch kam, den ich mir gewünscht habe – und den ich in Bezug auf meine Leistung eigentlich verdient hätte –, kam der Absturz.

Kannst du dieses Muster auch in deinem Leben erkennen?

Dann spricht vieles dafür, dass auch du eine Alleingeborene bist. Wir kommen darauf zurück.

Wichtig scheint mir, dieses Aha-Erlebnis wahrzunehmen und dann in die Akzeptanz zu gehen. Denn diese annehmende Haltung ermöglicht es dir, in Zukunft deine Lebenskurve umzuformen.

Und das kann durchaus funktionieren, wenn du die Ursache für diese Abstürze erkennst und transformierst.

Vielleicht gibt es nach einem Aufstieg mal ein Plateau, aber wenn du das Muster, das hier wirkt, verstehst, brauchst du zumindest keine Abstürze mehr.

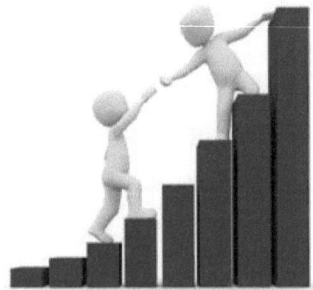

Und dabei darfst du dir auch mal helfen lassen.

Dazu scheint es mir allerdings wichtig zu sein, dir all das nachzusehen, was du dir selbst angetan, aber auch anderen erlaubt hast, dir anzutun.

Hier habe ich einige Zusicherungen für dich – fühle nach, welche sich für dich stimmig anfühlen und versichere sie dir am besten im Spiegel! Sieh dir dabei in die Augen und fühle, was diese Zusicherungen in die bewirken:

Ich sehe es mir nach, dass ich mich selbst und meine Ansprüche und Bedürfnisse viel zu wenig ernst genommen habe!

Ich sehe es mir nach, dass ich mich immer wieder zugunsten anderer zurückgenommen habe!

Ich sehe es mir nach, dass ich mein wahres Wesen immer wieder versteckt und mich verstellt habe, um die Erwartungen anderer zu erfüllen!

Ich sehe es mir nach, dass ich allzu oft „ja" gesagt habe, obwohl ein Nein eigentlich angemessener gewesen wäre!

Ich sehe es mir nach, dass ich mich immer wieder verleugnet habe, um andere vorzulassen!

Ich sehe es mir nach, dass ich mich innerhalb meiner bisherigen Beziehungen oft selbst zu wenig oder gar nicht wichtig genommen habe!

Ich sehe es mir nach, dass ich oft nicht auf meine innere Stimme gehört habe!

Ich sehe es mir nach, dass ich mich selbst wenig oder gar nicht geliebt, angenommen und wertgeschätzt habe!

Ich sehe es mir nach, dass ich oft achtlos mit mir umgegangen bin!

Ich sehe es mir nach, dass ich mir die Fürsorge, die ich anderen sehr wohl zukommen ließ, versagt habe!

Ich sehe es mir nach, dass ich mich vor meinem Du immer wieder klein gemacht habe.

Ich sehe es mir nach, dass ich meinem Du erlaubt habe, mich immer wieder klein zu machen.

Ich sehe es mir nach, dass ich mich viel zu wenig um mich selbst gekümmert habe!

Ich sehe es mir nach, dass ich meine eigenen Ansprüche viel zu oft zurückgestellt habe!

Ich sehe es mir nach, dass ich immer mehr gegeben als genommen haben!

Ich sehe es mir nach, dass ich immer weit mehr geliebt habe, als die Liebe anderer anzunehmen!

Ich sehe es mir nach, dass ich innerhalb meiner Beziehungen mein inneres Kind vernachlässigt habe!

Ich sehe mir alles nach, was mir noch alles zu diesem Thema einfällt, und schenke mir all die Selbstliebe, die ich aufbringen kann!

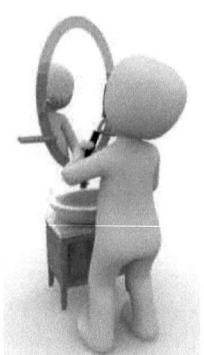

Fühlst du den wohltuenden Frieden in deinem Inneren, wenn du dir all das nachsiehst, was du damals gar nicht anders machen konntest?

Ist es nicht herrlich erfrischend, dich mit dir selbst auszusöhnen?

Ich bin überzeugt, dass du in jeder Phase deines bisherigen Lebens immer das Beste getan hast, was dir im jeweiligen Augenblick möglich war.

Und was sich für dich richtig angefühlt hat – sonst hättest du es nicht so gemacht.

Also sieh dir all das nach, was aus heutiger Sicht noch besser gemacht werden kann!

Denn erst aus diesem Ja-Zustand bist du zukünftig imstande, einen optimaleren Weg einzuschlagen.

Wie lebst du deine Weiblichkeit?

Um zu erkennen, ob du authentisch bist und dich selbst in deiner einzigartigen Weiblichkeit lebst, brauchst du eine bewusste Selbstwahrnehmung. Also die Fähigkeit, dir deiner selbst bewusst zu werden – und zwar nicht nur im Sinne von Bewusstsein, sondern in echter Bewusstheit.

Für mich unterscheiden sich diese beiden Geisteszustände; und diesen Unterschied möchte ich dir hier in Erinnerung rufen.

Bei Bewusstsein bist du immer dann, wenn du nicht gerade schläfst, unter Narkose stehst oder bewusstlos bzw. im Koma bist.

Aber wie bewusst bist du da wirklich?

Wie bewusst bist du dir deiner selbst?

Deiner Gedanken und Gefühle?

Kennst du das Phänomen, wenn du längere Zeit auf der Autobahn fährst und mit deinen Gedanken überall anders bist als da, wo du gerade unterwegs bist?

Und dich dann vielleicht fragst: „Wie bin ich hierhergekommen?", weil deine Konzentration total abgedriftet war?

Tatsächlich warst du da zwar bei Bewusstsein – das hoffe ich beim Autofahren doch –, aber nicht in dem, was ich als Bewusstheit bezeichne.

Und laut der modernen Bewusstseinsforschung stehen wir die meiste Zeit unseres Lebens unter Autopilot; also unter der Kontrolle vorwiegend unbewusster Gedanken- und Reaktionsmuster. Sind also nicht wirklich bewusst.

Aber leider sind die meisten dieser rund 60.000 Gedanken, die uns pro Tag durch den Kopf gehen, eher destruktiv.

In deiner Bewusstheit bist du immer dann, wenn du dir deiner selbst bewusst bist – deiner Gedanken und Gefühle, deiner Wachheit und Aufmerksamkeit, deines So-Seins. Wenn du dir also aus der Beobachterposition über die Schulter schauen und beim Leben zusehen kannst.

Dann bist du auch fähig zu bewusster Gedankenkontrolle und erkennst destruktive, dich klein machende und demotivierende Gedanken rechtzeitig – und kannst sie auch rasch umpolen.

Und diese Bewusstheit gilt es möglichst weitgehend einzunehmen, wenn du dein einzigartiges Potenzial entfalten und deine Anlagen verwirklichen möchtest.

Die folgenden Fragen werden dir helfen, in diese Bewusstheit zu finden; daher möchte ich sie dir ans Herz legen.

Wie fühle ich mich, wenn ich bewusst mich selbst lebe?

Wenn ich mich in meiner Weiblichkeit lebe?

Meiner einzigartigen Weiblichkeit, die nur ich so lebe?

Wie genau fühlt sich das an?

Was mache ich, wenn ich mich selbst lebe?

Welche Körperhaltung nehme ich ein, wenn ich mich selbst in meiner besonderen Weiblichkeit lebe?

Woran erkenne ich, dass ich meine einzigartige Weiblichkeit lebe?

Was sage ich dann zu mir?

Und wie kommuniziere ich mit anderen?

Mit welchen Menschen bin ich in Resonanz, wenn ich mich in meiner Einzigartigkeit lebe?

Wer passt dann zu mir?

Und wer passt dann nicht zu mir?

Bin ich bereit, Beziehungen, die mich nicht „mich selbst leben" lassen, loszulassen?

Oder sich wandeln zu lassen?

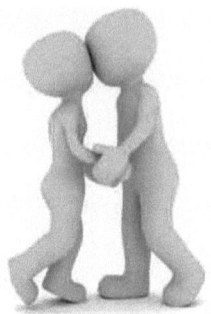

Wer fördert mich in meiner einzigartigen Weiblichkeit?

Gibt es Menschen, in deren Gegenwart ich in mich hinein wachse?

Menschen, die mich motivieren, meine wahre Größe als einzigartige Frau einzunehmen?

Was in meiner physischen Umwelt beeinträchtigt mich in meinem Frau-Sein?

Welche Tätigkeiten, die ich derzeit verrichte, beeinträchtigen mich in meiner Weiblichkeit?

Woran liegt das?

Was müsste ich / sich in meinem Leben ändern, damit ich ganz und gar uneingeschränkt mich selbst leben kann?

Bin ich bereit dafür?

Wenn nicht: was spricht dagegen?

Habe ich dieses Mich-selbst-in-meiner-einzigartigen-Weiblichkeit-Leben schon bewusst erlebt?

Wann war das?

Wie finde ich diese Gestimmtheit wieder?

Wer hilft mir dabei?

Und was hilft mir dabei?

Was sagt mein inneres Kind dazu?

Was wünscht es sich von mir und für mich?

Und was meint meine innere Stimme zu all dem?

Und das ist auch gleich das Stichwort für meine nächste Empfehlung.

Hörst du aufmerksam auf deine innere Stimme?

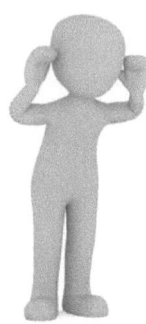

Über die sich deine Seele ausdrückt?

Erkennst du ihre Signale und Botschaften?

Und folgst du ihnen?

Innere Dialoge

Es gibt eine Legende, nach der ursprünglich das Wissen der Götter auch den Menschen zur Verfügung gestanden hat. Aber weil der Mensch hoffärtig damit umgegangen ist, entschieden die Götter, dieses Wissen dort zu verstecken, wo nur jene es finden konnten, die tatsächlich dafür reif waren.

So beratschlagten sie, wo der beste Ort für dieses Versteck sei.

Tief unter der Erde, so meinte einer – aber das schien ihnen denn doch zu einfach zu finden. Auf dem Grund des Ozeans, meinte ein anderer – aber auch dorthin würde der Mensch eines Tages vordringen. Auf dem höchsten Berg, so schlug einer vor – nein, auch hier würde er dieses Wissen finden.

Dann kam einer auf die Idee: im Menschen selbst – ja, darauf konnten sie sich alle einigen, denn hier würde der Mensch am wenigsten suchen.

Hast du Lust, in deine Tiefe zu tauchen, um das Wissen der Götter, das in dir verborgen ist, zu finden?

Dann habe ich einen Tipp für dich: Nütze den „Dialog der Hände", um tief in dich hineinzuhorchen und den direkten Austausch mit deiner Seele zu pflegen.

Deine Seele hat den Überblick über deinen Seelenweg und kennt deine Lebensaufgabe besser als dein Ego. Und nur wenn du diese erfüllst, wirst du ganz und gar dich selbst leben und dein Potenzial als ganz besondere Frau in allen Aspekten deiner Weiblichkeit verwirklichen.

Leih deiner Seele (deiner inneren Stimme, deinem höheren Selbst, der Quelle oder deinem göttlichen Anteil – wie auch immer du diese Instanz nennst) deine linke Hand und lass sie dir über dein Herz antworten.

Dein Herz dient dir dafür gern als Sprachrohr.

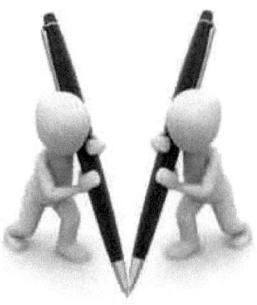

Der „Dialog der Hände" ist eine geniale Technik zur Bewusstseinserweiterung, die dir viele Einsatzmöglichkeiten bietet. Daher werde ich in diesem Buch immer wieder darauf zurückkommen.

Wenn sich bei dir anfangs Zweifel melden, dann ist das nur natürlich. Mir ging es anfangs ähnlich.

Aber als ich meine anfängliche Sturheit (als Medizinerin) überwinden konnte, war ich fasziniert von den bis dahin unzugänglichen Bewusstseinsinhalten, die da zu Tage traten.

Und ich verspreche dir Ähnliches, wenn du deine Skepsis überwinden kannst und das Zweihand-Schreiben einfach mal versuchst.

Da die Nervenbahnen zwischen deinem Körper und deinem Gehirn im Hals die Mittellinie kreuzen, ist deine linke Hand mit deiner rechten Gehirnhälfte verbunden. Somit öffnet sie dir den Zugang zu Bewusstseinsinhalten deiner kreativen, zeitlosen, ganzheitlich wahrnehmenden und in Bildern und Metaphern spielenden Hemisphäre; die du über deine rechte Hand nicht zugänglich hast.

Der „Dialog der Hände" beruht auf der Tatsache, dass unsere beiden Hemisphären jeweils eigene Funktionsbereiche erfüllen. Natürlich sind sie über den „Balken" (das Corpus Callosum) miteinander verbunden; allerdings ist bei den meisten von uns das Gehirn nicht in idealer Weise integriert.

Das heißt, der Informations-Austausch zwischen links und rechts funktioniert nicht so durchgehend, wie es eigentlich zu wünschen wäre; sodass unsere beiden Gehirnhälften einander nicht so ergänzen können, wie es eigentlich sein sollte.

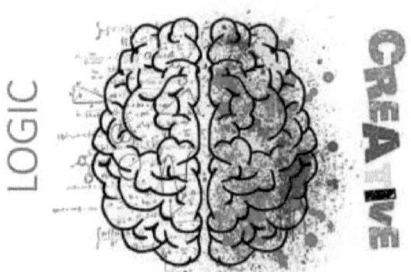

Das Zweihand-Schreiben integriert jedoch unsere beiden Hemisphären – und damit zugleich die zwei Pole unserer Persönlichkeit.

Wenn du mehr theoretische Grundlagen zu diesem Thema möchtest, findest du diese und viele praktische Anwendungsmöglichkeiten dieser Technik in meinem Buch „Bewusstsein erweitern – der Blick in deine Seele".

Stell die Fragen, auf die du dir Seelen-Antworten wünschst, mit deiner rechten Hand (wenn du Rechtshänderin bist) und dann lass die Antworten über deine linke Hand kommen.

Vermutlich wird dich das Ergebnis wundern, weil es nicht deinen Erwartungen entspricht. Also lass dich überraschen!

Frage deine Seele mit deiner rechten Hand, was sie sich von dir und für dich wünscht, damit du deine einzigartige Weiblichkeit bewusster leben und zum Ausdruck bringen kannst. Aber auch welche Ziele du aus ihrer Sicht jetzt anpeilen solltest.

Welche weiblichen Visionen möchte dir deine Seele ans Herz legen?

Was ist laut deinem Seelenplan jetzt aktuell?

Welches Potenzial deiner Weiblichkeit möchte jetzt in die Entfaltung gehen?

Und dann wechsle dein Schreibgerät in die linke Hand und lass die Antworten über dein Herz kommen – die linke Hand kommt bekanntlich vom Herzen.

Nimm dir Zeit und schreibe möglichst ohne Unterbrechung; denn damit überforderst du deine innere Kontrolle und bekommst Zugang zu Informationen, die dir bisher verborgen waren.

Wenn dir nichts mehr einfällt, dann schreibe genau das. Schreibe ruhig, dass du diese Technik blöd findest, wenn dies der Fall ist. Oder dass dir schon die Hand weh tut, weil du es nicht gewöhnt bist, längere Zeit damit zu schreiben.

Was verrät dir deine linke Hand über deine nächsten Schritte?

Was sollst du tun, um besseren Zugang zu deiner Weiblichkeit zu bekommen?

Und um dich von all jenen zu verabschieden, die dich in deinem besonderen Frau-Sein sabotieren?

Was oder wen sollst du loslassen?

Wovon und von wem sollst du dich lösen?

An wen sollst du dich wenden, weil er oder sie dich in deiner wundervollen Weiblichkeit bestärkt?

Was darfst du jetzt lernen?

Welche Eigenschaften darfst du entwickeln?

Welche Stärken wollen jetzt gelebt werden?

Welche inneren Schätze wollen zutage gebracht werden?

Wer könnte dir helfen, das Dornröschen in dir wach zu küssen?

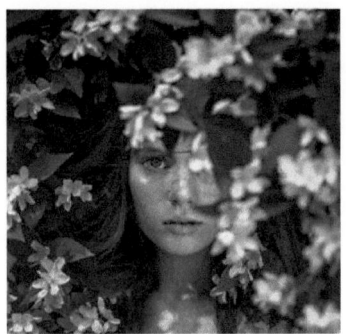

Innere Ratschläge

Überwinde deine inneren Hürden, die sich möglicherweise in der Anwendung dieser Technik zeigen werden – dein innerer Saboteur wird dieses Spiel nicht mögen, weil er ahnt, wie wertvoll es ist.

Das kannst du mir glauben, oder aber du gönnst dir selbst diese Erfahrung – im Dialog mit deiner Seele, aber auch in anderen Dialogen, die ich dir in diesem Buch noch empfehlen werde.

Zwei davon findest du in diesem Kapitel.

Zwei deiner verschiedenen Persönlichkeitsanteile haben dir besonders wertvolle Ratschläge zu bieten: deine „weise Alte" und dein „inneres Kind".

Und auch diese kannst du über den „Dialog der Hände" abrufen.

Schreibe mit deiner rechten (dominanten) Hand einen Brief an die **weise Alte** in dir – die 60, 70 oder 80 Jährige, die du eines Tages sein wirst.

Und dann lass diese dir über deine linke Hand in dein heutiges Alter antworten!

Wozu fordert sie dich auf?

Welche weisen Empfehlungen hat sie für dich?

Wie findest du am besten Zugang zu deiner einzigartigen Weiblichkeit?

Und vor allem: wie erlangst du Zufriedenheit?

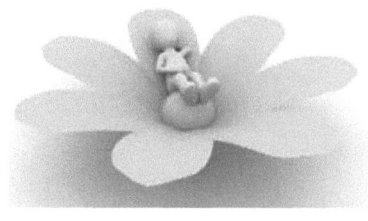

Und dann spiele dasselbe mit deinem **inneren Kind** – zelebriere den Dialog der Hände auch mit dem kleinen Mädchen in dir, das sicher Wünsche an und wertvolle Empfehlungen für dich hat.

Was wünscht sie sich?

Was gefällt ihr an deinem Leben nicht?

Mit wem solltest du mehr Zeit verbringen?

Mit wem weniger?

Ist sie zufrieden mit deinem Beruf?

Erlaubt er dir, deine Berufung zu leben?

Was hast du dir in deiner Kindheit versprochen?

Kennst du den Film „Vergiss mein nicht"?

Liegt dir der „Dialog der Hände"?

Macht er dir Freude?

Erstaunt es dich, dass deine beiden Hände unterschiedliche Inhalte zutage bringen?

Schenkt dir das Zweihand-Schreiben spannende Einsichten?

Aber auch das eine oder andere wertvolle Aha-Erlebnis?

Ich liebe Aha-Erlebnisse, weil sie mir Glückshormone schenken – und wie gesund diese sind, ist uns allen klar.

Jedenfalls würde ich mich freuen, wenn diese großartige Technik auch dich und dein Leben bereichert. Und wenn sie dir hilft, mehr und mehr deine ganz besondere Weiblichkeit wieder in Besitz zu nehmen.

Dazu kannst du übrigens auch in Verhandlung mit deinem inneren Saboteur treten – vielleicht ist er ja bereit, sein einschränkendes Wirken aufzugeben.

Und ganz besonders wertvoll wird es sein, mit deiner inneren Frau zu kommunizieren – als schöne Ergänzung zu meiner Meditation, zu der ich dir im nächsten Kapitel einen Text empfehle.

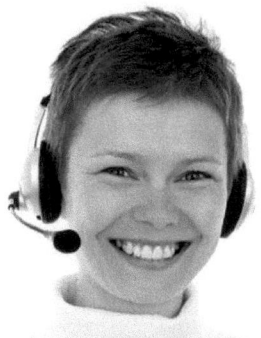

Du kannst ihn selbst aufnehmen und dich dann mit deiner eigenen Stimme durch begleiten. Oder du bittest eine Person deines Vertrauens darum.

Innere Frau Meditation

Während ich in einer bequemen Position sitze oder liege, nehme ich meinen Körper bewusst wahr... ich spür an manchen Stellen die Unterlage... spür, wie sie mich trägt, wie ich getragen werde... spür vielleicht auch meine Kleidung... und ich nehme so viele Geräusche wahr, wie ich möchte... spür auch die Luft im Raum... den Geruch... es gibt jetzt nichts, was ich tun oder sein muss... ich löse mich und werde ganz still...

Mein Herz schlägt kräftig und regelmäßig in seinem vertrauten Rhythmus... ein Rhythmus, in dem ich mich geborgen fühle, und dem ich mich ganz hingebe... eine Weile achte ich auch auf meinen Atem... spür die Luft an meinen Nasenflügeln vorbei streichen, ganz leicht und kühl... und ich fühle mich wohl... während ich einatme, erfüllt sich mein Körper mit Lebenskraft und frischer Energie... und während des Ausatmens wird meine Entspannung tiefer und immer tiefer...

Tiefe Stille erfüllt mich, während mein Körper in seiner Mitte ruht...

Nun wende ich meine Aufmerksamkeit meiner inneren Frau zu... ich lasse ein Bild entstehen, das diesem Persönlichkeitsanteil in mir entspricht... das kann eine Frau sein, die ich kenne, oder auch nicht... es kann aber auch ein Tier sein oder eine andere Gestalt... eine Form, ein Gefühl oder auch nur eine Farbe oder eine andere Wahrnehmung... irgend ein Symbol für meine innere Frau...

Was auch immer mir dazu in den Sinn kommt, es ist genau richtig für mich und stellt meine innere Frau dar, mit der ich nun in Kontakt treten möchte... ich betrachte dieses Bild in allen Einzelheiten... ich spür, was meine innere Frau für mich bedeutet... und was ich ihr gegenüber empfinde...

Dazu versetze ich mich ganz in sie hinein und kann wahrnehmen, wie es sich anfühlt, ganz und gar weiblich zu sein... wie fühlt es sich an, in meiner inneren Frau aufzugehen, ganz und gar Frau zu sein?

Vielleicht werde ich weich... und empfänglich... dabei aber stark und tief in mir ruhend... es mag sich rund anfühlen... vielleicht auch warm... und es hat mit Geborgenheit zu tun... Geborgenheit, die ich gebe, zugleich aber eine, die ich selbst in meinem Inneren finde...

Und wenn ich nun dieses Gefühl, ganz Frau zu sein, mit allen Sinnen wahrnehme, frage ich mich:

Ist dieses Gefühl anders als mein sonstiges Lebensgefühl?

Wie unterscheidet sich das Gefühl ganz und gar weiblich zu sein, von meiner alltäglichen Befindlichkeit?

Ist es angenehmer?

Oder macht es mir Angst?

Fühle ich mich wohl, wenn ich ganz und gar Frau bin?

Oder verunsichert es mich?

Ist es ein ganz neues Gefühl, oder ist es mir durchaus vertraut?

Wie genau fühlt sich das Frau-Gefühl an?

Und wo in meinem Körper kann ich es vor allem wahrnehmen?

Ich lasse dieses Gefühl nun noch stärker werden, lass mich ganz und gar davon erfüllen... und erlaube mir, es in vollen Zügen zu genießen... ja, es ist schön, eine Frau zu sein, und ich bin zutiefst dankbar dafür.

Auch wenn dieses Gefühl mir etwas ungewohnt erscheint, ja, wenn es mich sogar verunsichert, vertraue ich darauf, dass ich mehr und mehr in meine innere Frau hinein wachse und wirklich das werde, was ich in Wahrheit bin: eine durch und durch weibliche Frau!

Und nun denke ich an eine Situation, in der ich diese meine neu entdeckte Weiblichkeit gut gebrauchen kann und stelle mir die entsprechende Szene mit all meinen Sinnen vor...

Das mag eine Situation sein, in die ich immer wieder gerate oder eine, die mir demnächst bevorsteht; eine Situation, die längst vergangen ist, und in der ich aus heutiger Sicht weiblicher reagieren hätte sollen; oder aber eine Situation, in die ich irgendwann einmal kommen könnte, und in der mein Frausein gefordert wäre...

Wenn mir jetzt mehrere solcher Situationen einfallen, dann wähle ich eine aus und verspreche mir, die folgende Visualisierungsübung auch mit den anderen zu machen...

Und dann gehe ich ganz in die Vorstellung meiner Wahl-Situation hinein... ich sehe, was es zu sehen gibt, höre, was es zu hören gibt, fühle mich ganz in das Gefühl dieser Situation hinein; und vielleicht assoziiere ich sogar einen Geruch oder einen Geschmack damit...

Und wenn ich ganz in dieser Situation bin, achte ich darauf, wie es ist, wenn ich nicht in meiner üblichen Art und Weise reagiere, sondern quasi unter der Schirmherrschaft meiner inneren Frau... ganz und gar weiblich... weich und doch stark, warm und doch fest, mit einem sanften Lächeln in meinen Zügen und vor allem liebevoll... liebevoll mir selbst gegenüber und in Liebe zu allen anderen Beteiligten...

Wenn es etwas zu sagen gibt, dann lasse ich mein Herz sprechen... und spür, wie meine Worte ihre Botschaft liebevoll überbringen... auch in meinem Blick ist Liebe... und mein Herz strahlt Liebe aus... bedingungslose Liebe, die nicht nach Ergebnissen fragt und keine Erwartungen stellt... eine Liebe, die ja sagt und mich selbst und alle anderen einfach annimmt, so wie wir sind...

Wie fühlt sich das an?

Wenn es eine Vergleichssituation gibt, in der ich in meiner alten Manier reagiert habe: was ist nun anders?

Wie reagieren die anderen?

Sind ihre Reaktionen anders als bisher?

Nun frage ich meine innere Frau, ob sie mir noch etwas sagen möchte und bin offen für das, was sie mir mitteilen möchte... diese Botschaft kann in Worte oder Bilder, in Gefühle oder Symbole gekleidet sein... es kann sein, dass diese Botschaft sofort für mich erkennbar wird, vielleicht braucht sie aber auch eine Weile, um sich mir verständlich zu machen... so ist es möglich, dass ich erst in den nächsten Tagen aus irgend einer Quelle Klarheit über diese Botschaft finde... aber ich kann das geduldig annehmen...

Vielleicht möchte ich meiner inneren Frau auch eine Frage stellen, sie um einen Rat bitten... auch da bin ich offen für ihre Antwort, wie auch immer und wann auch immer sie mir zukommt...

Noch einmal geh ich ganz in mein Frausein hinein, verschmelze mit meiner inneren Frau und fühle mich durch und durch weiblich... und ich kann diesen Zustand genießen... es ist wie eine Art Heimkommen, und ich verspreche mir nun, meine Weiblichkeit mehr und mehr anzunehmen und in meinem Alltag zu leben...

Und damit ich dieses Versprechen nicht vergesse, bitte ich meine innere Frau, mich daran zu erinnern, wenn ich wieder Gefahr laufe, zu sehr meinen Mann zu stehen... und mich zu sehr an eine männliche Welt anpasse...

Ich bin eine Frau und ich bin dankbar, eine Frau zu sein, und ich werde von nun an mein Leben im Vollbesitz mei-

ner Weiblichkeit gestalten... ich sage aus tiefstem Herzen ja zu mir, ja zu mir als Frau, ja zu meiner wieder gefundenen Weiblichkeit!

Und ich genieße das wohltuende Gefühl, das mir diese Bestätigung schenkt... ja, es ist schön, eine Frau zu sein, und ich bin sehr glücklich, dass ich so bin, wie ich bin... bin stolz auf meine kraftvolle und wirksame Weiblichkeit...

Nun bin ich langsam wieder bereit, meine geistige Bahn zu wechseln und ins Hier und Jetzt zurückzukehren... ich spüre meine Zehen und bewege sie... spür, wie die Energie in meinen Beinen hochsteigt... spür die Kraft in meiner Brust, wenn ich tief einatme... es ist eine weibliche Kraft... weich und doch fest... dann atme ich geräuschvoll aus, vielleicht mit einem Seufzer der Erleichterung... spür die Kraft in meinen Schultern und im Nacken... in den Wangen auch... ich spür mein Gesicht... spür seine Weiblichkeit... und ich nehme das glückliche Lächeln wahr, das meine Züge umspielt... ja, es ist schön, eine Frau zu sein, und ich heiße mich selbst willkommen!

Dann öffne ich behutsam die Augen, strecke mich und bin wieder ganz wach... herrlich erfrischt und zutiefst dankbar dafür, dass ich meine innere Frau wieder gefunden habe! Es ist schön, eine Frau zu sein!

Weibliches Selbstbild

Nach diesem eher wahrnehmenden Zugang zu deiner Weiblichkeit, habe ich hier wieder einige Fragen für dich, die dir einen kognitiven Zugang zur Frau in dir vermitteln.

Welches Bild ergeben die folgenden Lebensumstände und was sagen sie über dein weibliches Selbstbild aus?

Wie stellst du dich nach außen hin (bewusst oder unbewusst) dar?

Was sagt dein Körper über dich? (Deine Haltung, Vitalität, Gesundheit, Gepflegtheit, Sexualität...)

Was sagt dein Beziehungsstatus? (Lebst du als Single, in einer echten Partnerschaft oder nebeneinander her...)

Was sagt dein Haustier? (Charakter, Tierart, Rasse oder Mischling...)

Was sagt deine Kleidung? (Material, Farbe, Qualität, Trend...)

Was sagt dein Arbeitsplatz? (Ist er ordentlich, aufgeräumt, überfüllt, im kreativen Chaos...)

Was sagt deine Wohnsituation? (Deine Wohnung oder dein Haus – lebst du in Miete oder im Eigentum; in welchem Zustand...)

Was sagt dein Garten? (Ist er gepflegt oder im Wildwuchs wuchernd...)

Was sagt dein Urlaubsort? (Bist du gern am Berg oder Meer, im Ausland oder daheim, im Cluburlaub oder individuell...)

Was sagt deine Freizeitgestaltung? (Ist sie geplant oder spontan; betreibst du sie allein oder mit anderen...)

Was sagt dein Auto? (Ist es makellos gepflegt oder hat es Unfallschäden oder Funktionsstörungen...)

Und was auch immer für Antworten dir zu diesen Fragen in den Sinn kommen – vermeide jegliche Wertung! Du bist einzigartig und brauchst dich nicht an irgendwelche vorgegebenen Bilder anpassen, dich nicht irgendwelchen Erwartungen unterwerfen.

Du bist das Maß für dich. Also nimm dich so an, wie du jetzt bist, weil du jetzt so bist, wie du bist.

Das bedeutet nicht, dass du so bleiben musst, wenn du erkennst, dass du lieber anders wärst – aber halte dabei immer deine eigene, sehr persönliche und einzigartige Einschätzung im Auge!

Nehmen wir als Beispiel dein Auto – die anderen Themen überlasse ich gern deiner Kreativität – die du übrigens auch über den „Dialog der Hände" anzapfen kannst.

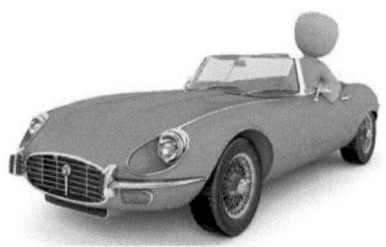

Kannst du dich mit deinem Auto identifizieren oder ist es nur ein Gebrauchsgegenstand, den du jederzeit austauschen könntest?

Wie treu bist du dir selbst?

Bevorzugst du eine bestimmte Marke oder ist dir das gleichgültig?

Was sagt die Marke über deine eigene Identität aus?

Wie sieht es in deinem Auto aus?

Könnte dies auch den Zustand deines Körpers zum Ausdruck bringen: liebevoll gepflegt oder lieblos vernachlässigt?

Gehört es dir oder der Bank oder jemand anderem, dem du das Geld dafür schuldest?

Was sagt das über dich aus – besitzt du dich selbst oder bist du von anderen abhängig?

Pflegst du dein Auto selbst oder lässt du es pflegen?

Gönnst du dir ab und zu – oder auch regelmäßig – verwöhnende Massagen und andere Behandlungen?

Kommt dein Auto regelmäßig zum Service oder erst, wenn etwas kaputt ist?

Und du? Gehst du regelmäßig zum Arzt oder erst dann, wenn der Notarzt kommen muss?

Fährst du unfallfrei oder gab es in letzter Zeit einen Unfall?

Welche Botschaft hatte der?

Wo kollidierst du mit deinem Leben, deinen Lebensplänen?

Wo macht dein Auto immer wieder Schwierigkeiten?

Springt es im Winter schlecht an?

Kommst du selbst bei „Kälte" schlecht voran im Leben?

Tankst du immer voll, oder immer nur gerade so viel, um zur nächsten Tankstelle zu kommen?

Was sagt das darüber aus, wie du mit deiner eigenen Energie umgehst?

Schätzt du dein Auto wert und bist du dankbar, wenn es klaglos funktioniert und dich sicher ans Ziel bringt?

Was sagt das über deine Selbstwertschätzung?

Kannst du dir auch mal selbst Dankbarkeit entgegenbringen?

Würde ein anderes Auto besser zu deinem idealen Selbstbild passen?

Wenn ja welches?

Was sagt das über deine Authentizität?

Möchtest du unbedingt selbst am Steuer sitzen?

Oder lässt du dich auch mal gern chauffieren?

Was sagt das über deinen Zugang zu deiner Weiblichkeit aus?

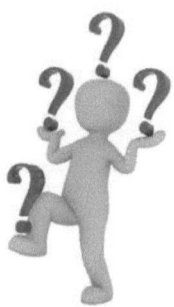

Was ist dir im Spiel mit diesen Anregungen bewusst geworden?

Neigst auch du dazu, „mit angezogener Handbremse Vollgas durch dein Leben zu fahren"?

Dann habe ich noch weitere Fragen für dich.

Vollgas mit angezogener Handbremse

Auch die Fragen in diesem Kapitel beantworte möglichst mit beiden Händen – und lass sie dann auch noch in dir nachwirken!

Es sind – wie die meisten anderen in diesem Buch – prozess-orientierte Fragen, bei denen die verbalen Antworten zwar auch interessant sein können; wertvoll sind aber vor allem die mentalen und emotionalen Prozesse, die sie in dir auslösen.

Was schränkt meinen weiblichen Energiefluss ein?

Was sind die typischen Merkmale von Situationen, die mich im Ausdruck meiner Weiblichkeit blockieren?

Welche Fakten in meinem Leben blockieren das Gute in mir?

Welche meiner – vor allem Yin- – Fähigkeiten oder Anlagen geraten immer wieder in einen Stau?

Was wiederholt sich in meinem Leben, obwohl ich es nicht will?

Was in meinem Leben nimmt meine Gefühle und Gedanken in Beschlag, obwohl ich das nicht möchte?

Wie könnte ich all diese Blockaden lösen?

Und mich daraus befreien?

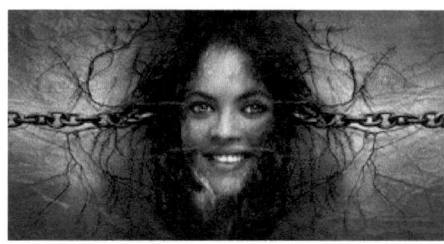

Was bräuchte ich dazu?

Wer könnte mir dabei helfen?

Was habe ich davon, wenn ich blockiert bleibe?

Besonders diese Frage braucht Ehrlichkeit – aber die ehrliche Auseinandersetzung damit ist sehr hilfreich.

Zu deiner Selbstblockade gehören oft auch die Worte, die du häufig verwendest.

Ist dir das schon einmal aufgefallen?

Deine Worte sind mächtig und ungemein wirksam.

Alles, was du sagst, denkst oder schreibst, wirkt sich nicht nur auf dich selbst, sondern auch auf die ganze Welt aus.

Daher stell dir immer wieder folgende Fragen:

Komme ich durch das, was ich sage, denke oder schreibe, meinen Zielen, Visionen und meiner Lebensaufgabe näher?

Dienen meine Worte dem / der, der / die sie hört oder liest?

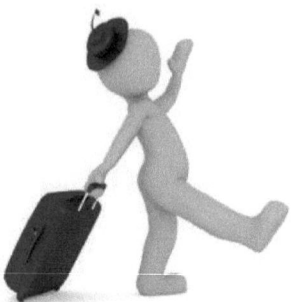

Dienen sie mir selbst?

Inspirieren und motivieren sie den / die, der / die sie hört oder liest?

Inspirieren und motivieren sie mich selbst?

Beseitigen meine Worte Angst und vermitteln sie Sicherheit und Vertrauen bei anderen?

Beseitigen sie Angst und vermitteln sie Sicherheit und Vertrauen bei mir selbst?

Verstärken meine Worte die Selbstwertschätzung und das Selbstwertgefühl jener, die sie hören / lesen?

Verstärken sie mein Selbstwertgefühl und meine Selbstwertschätzung?

Fördern meine Worte die Bereitschaft zu Wagemut und Handeln bei jenen, die sie hören / lesen?

Fördern sie meine eigene Bereitschaft zu Wagemut und Handeln?

Wie gehst du mit deiner Energie um?

Gerade als Frauen haben wir oft die Tendenz, uns energetisch völlig zu verausgaben, um die Ansprüche anderer zu erfüllen.

Kommt dir dieses Verhalten bekannt vor?

In diesem Kapitel biete ich dir eine Energieverlust-Analyse, die du allerdings mit Humor angehen solltest!

Andernfalls bist du nicht offen für das große Aha-Erlebnis, das sie dir vermitteln kann.

Vergiss für eine Weile, dass ein ganzes immer nur 100% haben kann, und antworte bei jeder Frage möglichst spontan aus dem Bauch, ohne das Gesamtergebnis im Hinterkopf zu haben!

Wenn du ehrlich antwortest, wirst du weit über 100% kommen – in meinen Seminaren gibt es immer wieder Summen von mehreren Hundert Prozenten, oft gar Tausend.

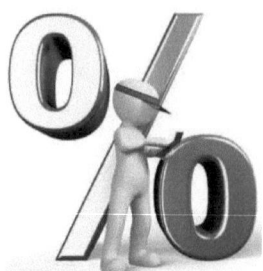

Und es geht hier nicht um eine korrekte Prozentzahl, sondern um ein Gefühl und darum, dass du klar erkennst, wie sehr du dich energetisch verausgabst.

Also lass dich auf diese Fragen ein und nimm sie mit Humor – ohne jedoch den ernsten Hintergrund außer Acht zu lassen!

Notiere möglichst spontan die jeweiligen Prozentzahlen:

Wie viel Energie investiere ich, um meine Familie zufrieden zu stellen? ... %

Wie viel Energie investiere ich, um in meinem Beruf die Erwartungen anderer zu erfüllen? ... %

Wie viel Energie investiere ich in dem Versuch mich zu verstellen, um geliebt, anerkannt und angenommen zu werden? ... %

Wie viel Energie vergeude ich in Pessimismus? ... %

Wie viel Energie vergeude ich in negativen Selbsturteilen und Selbstkritik? ... %

Wie viel Energie vergeude ich in Reue- und Schuldgefühlen aufgrund von Fehlschlägen und Irrtümern? ... %

Wie viel Energie verschwende ich in Ablehnung von Menschen, Gedanken oder Dingen? ... %

Wie viel Energie schicke ich meinen Feinden und Konkurrenten in Form von Groll oder Eifersucht? ... %

Wie viel Energie verschwende ich täglich mit meinen Sorgen und Ängsten? ... %

Wie viel Energie vergeude ich für Selbstmitleid? ... %

Wie viel Energie investiere ich in den Versuch, Menschen oder Situationen zu kontrollieren? ... %

Was ist die Gesamtsumme der kreativen Energien, die du täglich in Bereiche investierst, die sich teilweise negativ auf dich und dein Leben auswirken?

Geben und Nehmen

Um freien Energiefluss zu gewährleisten, müssen Geben und Nehmen in Einklang sein.

Nimm dir auch für diese Fragen Zeit und vergiss nicht, immer wieder auch deine linke Hand miteinzubeziehen!

Wie sieht bei dir der Ausgleich von Geben und Nehmen aus?

Bist du, wie so viele Frauen, eine vorwiegend Gebende?

Verausgabst du dich – vielleicht ohne dir dessen bewusst zu werden?

Und fällt es dir schwer, zu empfangen?

Weil du dich dessen nicht als wert erachtest?

Oder ganz automatisch?

Nimm dir wieder Zeit für die folgenden Fragen:

Wie geht es mir mit Komplimenten?

Kann ich Komplimente annehmen?

Und kann ich Komplimente geben?

Sind diese immer ehrlich gemeint?

Wie geht es mir, wenn diese zurückgewiesen werden?

Wie reagiere ich, wenn jemand mich und meine Leistungen lobt?

Wie fühlt sich das an?

Lobe ich gern andere?

Wie geht es mir, wenn mein Gegenüber dieses Lob nicht annehmen kann?

Kann ich Bewunderung annehmen?

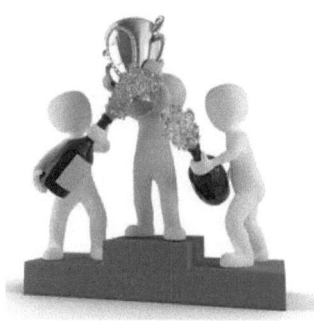

Bewundere ich andere?

Wie geht es mir, wenn diese meine Bewunderung nicht annehmen?

Wie geht es mir, wenn mir jemand Wertschätzung entgegen bringt?

Gebe ich gern Wertschätzung?

Und wie geht es mir, wenn diese nicht angenommen wird?

Kann ich mich entspannt über positives Feedback freuen?

Gebe ich gern positives Feedback?

Und wie geht es mir, wenn dieses nicht angenommen wird?

Und wie gehe ich mit Ermutigung um?

Kann ich mich davon motivieren lassen?

Ermutige ich andere gern?

Und wie geht es mir, wenn meine Ermutigung nicht angenommen wird?

Kann ich Trost annehmen?

Tröste ich andere gern?

Und wie geht es mir, wenn meine Tröstung nicht angenommen wird?

Kann ich Einladungen annehmen?

Lade ich andere gern ein?

Wie geht es mir, wenn meine Einladung nicht angenommen wird?

Kann ich mir helfen lassen?

Und helfe ich gern?

Wie geht es mir, wenn meine Hilfe zurückgewiesen wird?

Wie gehe ich damit um, wenn mir jemand Zeit widmen möchte?

Widme auch ich gern anderen meine kostbare Zeit?

Wie geht es mir, wenn mein Gegenüber mein Angebot nicht annehmen will?

Wie gut kann ich Geschenke annehmen?

Schenke ich gern?

Wie geht es mir, wenn jemand mein Geschenk zurückweist?

Wie gut kann ich Liebe annehmen?

Wie gern liebe ich?

Wie geht es mir, wenn mein geliebtes Du meine Liebe nicht annimmt?

Wie leicht lasse ich mich verwöhnen?

Verwöhne ich andere gern?

Wie geht es mir, wenn diese meine Verwöhnung zurückweisen?

Wie geht es mir, wenn jemand sich bei mir bedankt?

Kann ich Dankbarkeit annehmen, ohne ein ungutes Gefühl dabei zu haben?

Bedanke ich mich oft?

Wie geht es mir, wenn andere sich schwer tun, meine Dankbarkeit anzunehmen?

Schau auf dein derzeitiges Leben und frage dich, ob Geben und Nehmen bei dir in Einklang sind.

Wie sieht das mit ganz bestimmten Menschen aus?

Mit deinem Partner, deiner Partnerin?

Wie sieht das Gleichgewicht zwischen Geben und Nehmen innerhalb deiner Familie aus?

Kannst du da ein Familienmuster erkennen – beispielsweise dass Frauen vorwiegend die Gebenden sind?

Und wie sieht es im Berufsleben aus?

Es gibt eine gute Analogie, in der dieses Ungleichgewicht rasch deutlich wird: die Atmung.

Du kannst erst dann einatmen, wenn du ausgeatmet hast; und du kannst erst dann ausatmen, wenn du eingeatmet hast.

Daher achte – wenn dein Geben und Nehmen aus der Balance geraten sind – eine Weile auf deinen Atem und visualisiere eine Waage mit zwei durchsichtigen Gefäßen als Waagschalen, die für die beiden Phasen des Austausches stehen.

Dann fülle, während du ausatmest, in deiner Vorstellung das Gefäß, das für deine Kraft des Gebens steht, und lass es sinken.

Um dann, während du einatmest, den Fokus deiner Aufmerksamkeit auf das andere Gefäß, das des Nehmens, zu richten und dieses zu füllen und sinken zu lassen...

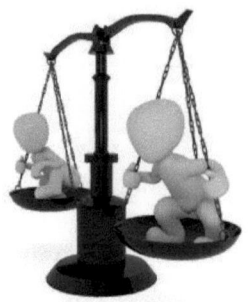

Während du entspannt ein- und ausatmest, sieh vor deinem geistigen Auge, wie sich die beiden Waagschalen abwechselnd heben und senken... heben und senken...

Und versprich dir, dich immer an diese Visualisierung zu erinnern, wenn du wieder einmal bemerkst, dass du mehr gibst als empfängst.

Finde dein wahres Selbst!

Kennst du Situationen, in denen du dich ganz und gar „in dir selbst daheim" fühlst?

Und solche, in denen du „nicht du selbst bist"?

Erinnere dich an solche Situationen und fühle dich ganz in das entsprechende Gefühl hinein!

Räume deines „falschen Selbst" sind unter anderem folgende Situationen, in denen du denkst oder empfindest:

- ich kann nicht „nein" sagen, obwohl ich es tun müsste
- ich habe Angst, verlassen zu werden
- ich gehe faule Kompromisse ein
- ich fühle mich manipuliert und ausgenützt
- ich weiß selbst nicht mehr, was ich will
- ich bleibe in altem Groll gefangen
- ich fühle mich schuldig oder schäme mich
- ich fühle mich kritisiert und diskriminiert
- ich achte nicht auf meine Bedürfnisse
- ich vernachlässige mein inneres Kind
- ich brauche Lob, Anerkennung und Ermutigung, bekomme sie aber nicht
- ich tu etwas, was ich eigentlich nicht mehr tun wollte und fühle mich schlecht dabei
- ich überlasse anderen die Entscheidung über das, was mich betrifft
- ich kann anderen keine Grenzen setzen…

Worin erkennst du dich wieder?

Was sind die Räume deines „falschen Selbst", in denen du nicht dich selbst lebst und alles andere als authentisch bist?

Wobei verleugnest du dich?

Und wie sieht die andere Seite der Medaille aus?

Räume deines „wahren Selbst" sind unter anderem folgende Situationen, die du so beschreiben würdest:

- Zeiten, die ich ganz und gar für mich habe und ehrlich genießen kann
- wenn mir bei irgend einer Tätigkeit warm ums Herz wird
- wenn ich mit mir zufrieden bin
- wenn ich vor Begeisterung brenne
- wenn ich voller Bewunderung bin
- wenn ich in meiner Liebe bin
- wenn ich ganz und gar in meinem Ja bin
- wenn ich mich auch im Zusammensein mit anderen in mir daheim fühle
- wenn ich unwillkürlich lächeln muss
- wenn ich Schönheit bewundere
- wenn es mir ganz warm ums Herz wird
- wenn ich diesen Glückshormon-Schauer spüre
- wenn ich in gutem Kontakt mit meiner inneren Stimme bin
- wenn mein inneres Kind sich freut und glücklich ist
- wenn ich in meiner Dankbarkeit schwinge
- wenn ich herzlich lachen kann

- wenn ich mich über Lob und Zustimmung freuen kann, ohne sie zu brauchen...

Worin kannst du dich wiedererkennen?

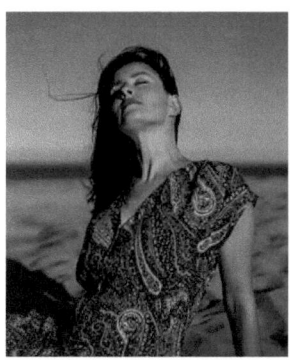

Was sind die Räume deines „wahren Selbst", in denen du ganz und gar dich selbst lebst und authentisch bist?

Wobei bist du wahrhaftig und in dir daheim?

Und wie wäre es, wenn du dir von nun an mehr von diesen Zuständen, Situationen, Ereignissen und Begegnungen erlauben würdest?

Wie gut gelingt es dir übrigens, dich selbst zu lieben?

Gelingt es dir, dich selbst bedingungslos zu lieben?

Selbstliebe ist – da sind wir uns wohl einig – ebenso schwierig wie wichtig. Da wir vor allem durch Kritik und Bestrafung erzogen werden, verlieren wir meist bald unsere angeborene Fähigkeit zur Selbstliebe; und müssen sie uns dann meist mühsam wieder erarbeiten.

Bevor du dir meine Selbstliebes Meditation im nächsten Kapitel zu Gemüte führst, kannst du mit folgenden Fragen spielen. Allerdings solltest du dich – was auch immer du dabei herausfindest – keinesfalls kritisieren!

Sondern sei lieber froh, dass du all das erkannt hast!

Denn erst wenn dir deine destruktiven Muster bewusst sind, kannst du sie ändern. Frage dich also:

Was an mir kann ich (bedingungslos) lieben?

- *an meinem Körper*
- *an meinen Reaktionen*
- *an meinen Einstellungen und Glaubenssätzen*
- *an meinen Emotionen*
- *an meinen Gedanken*

Was an mir kann ich (noch) nicht lieben?

- *an meinem Körper*
- *an meinen Reaktionen*
- *an meinen Einstellungen und Glaubenssätzen*
- *an meinen Emotionen*
- *an meinen Gedanken*

Gibt es darunter etwas, was ich an anderen eher annehmen kann? Was?

Was müsste (s)ich in meinem Leben ändern, damit ich meine angeborene Fähigkeit zur Selbstliebe wiedererlange?

Wer liebt sich so, wie ich es mir auch für mich wünschen würde?

Könnte ich mir ein Beispiel an dieser Person nehmen?

Und nun möchte ich dir meine Selbstliebe Meditation ans Herz legen – gönne sie dir durchaus auch mehrmals!

Selbstliebe Meditation

Während ich in einer bequemen Position sitze oder liege, nehme ich meinen Körper bewusst wahr... ich spür an manchen Stellen die Unterlage, spür, wie sie mich trägt, wie ich getragen werde... spür vielleicht auch meine Kleidung... und ich nehme so viele Geräusche wahr, wie ich möchte... spür auch die Luft im Raum... den Geruch... es gibt jetzt nichts, was ich tun oder sein muss... ich löse mich und werde ganz still...

Mein Herz schlägt kräftig und regelmäßig in seinem vertrauten Rhythmus... ein Rhythmus, in dem ich mich geborgen fühle, und dem ich mich ganz hingebe... eine Weile achte ich auch auf meinen Atem... spür die Luft an meinen Nasenflügeln vorbei streichen, ganz leicht und kühl... und ich fühle mich wohl... während ich einatme, erfüllt sich mein Körper mit Lebenskraft und frischer Energie... und während des Ausatmens wird meine Entspannung tiefer und immer tiefer... tiefe Stille erfüllt mich, während mein Körper in seiner Mitte ruht...

Und während die Entspannung sich weiter in mir ausbreitet, begebe ich mich an meinen besonderen Ort, mein Refugium... ja, hier fühle ich mich sicher und glücklich und rundum wohl... hier bin ich ganz ich selbst... ich genieße die vertraute Atmosphäre und die besonderen Lichtverhältnisse... genieße die angenehme Temperatur und das Gefühl, hier ganz daheim zu sein... dieses ist wirklich mein Ort der Kraft und Regeneration... hier bin ich in Harmonie mit mir und der Welt...

Nun erinnere ich mich an einer Person, die ich sehr liebe, die zu lieben mir ganz leicht fällt... und ich vergegenwärtige mir ihr Gesicht oder auch die ganze Gestalt... ich sehe diesen Menschen sehr deutlich vor meinem geistigen Auge, kann die Gesichtszüge, die Mimik, aber auch die sehr charakteristische Ausstrahlung wahrnehmen... und öffne mein Herz ganz, ganz weit...

Ich kann mir das vorstellen wie das Öffnen einer Knospe... dazu kann ich mir eine Blume, die ich besonders gern mag, vorstellen, die nun in der Mitte meiner Brust aufblüht... Blütenblatt für Blütenblatt... und mit dieser wunderschönen Blume erblüht nun meine Liebe... innige Liebe zu diesem geliebten Menschen, die ich frei aus meinem Herzen fließen lasse... ja, mein Herz geht über vor Liebe... einer Liebe, die mich wie ein warmer, weicher Strom erfüllt und behutsam zu dieser geliebten Person hin strömt und sie einhüllt...

Vielleicht kann ich mit dieser Liebe auch eine bestimmte Farbe assoziieren... welche Farbe das auch immer ist, es ist genau die richtige... die Farbe meiner Liebe... und vielleicht hat meine Liebe auch einen Geruch... oder einen passenden Geschmack?

Und ich lasse meine Liebe immer stärker werden, immer reicher fließen... dabei bin ich ganz und gar erfüllt von Liebe... überströmender Liebe... und wenn ich den Eindruck habe, nur mehr Liebe zu sein, ganz und gar Liebe zu dieser geliebten Person... Liebe, die frei strömt und sich hingibt, setze ich mich selbst anstelle dieses geliebten Menschen...

Und wenn mir das gleich gelingt, bin ich dankbar und genieße meine eigene Liebe zu mir selbst... wenn jedoch in diesem Augenblick meine Liebesfähigkeit abzunehmen scheint, wenn dieser vorhin noch frei fließende Liebesstrom zu stocken scheint, macht das nichts...

Wenn es mir im Augenblick schwer fällt, mich selbst zu lieben, dann konzentriere ich mich wieder auf meinen Atem, spür wieder bewusst die Luft an meinen Nasenflügeln vorbei streichen und gebe mich eine Weile beruhigt dem vertrauten und kräftigen Pochen meines Herzens hin...

Und nach einer Weile versuche ich neuerlich, mich selbst vor meinem geistigen Auge zu vergegenwärtigen, wie in einem Spiegel... oder so, als betrachtete ich ein Bild von mir, vielleicht auch ein altes Foto aus meiner Kindheit... möglichst ein lachendes, um das Resonanzgesetz wirken zu lassen... und dann öffne ich wieder mein Herz und lasse meine Liebe so frei und reichlich fließen, wie es mir im Augenblick möglich ist...

Ich kann darauf vertrauen, dass es mir mit jeder Wiederholung dieser Selbstliebes-Meditation immer leichter fallen wird, mich selbst zu lieben, mir selbst meine Liebe zu schicken... Liebe in einer bestimmten Farbe... und vielleicht mit einem spezifischen Geschmack und einer sehr persönlichen Duftnote...

Und wenn ich auf meine Gesichtszüge achte, kann ich ein gelöstes Lächeln wahrnehmen, das nicht nur meine Mundpartie miteinbezieht, sondern vor allem meine Augen strahlen lässt und, wenn ich genau darauf achte, meinen ganzen Körper erfüllt... dieses Lächeln kann ich als äußeres Zeichen meiner Liebe und Glückseligkeit sehen... jener Glückseligkeit, die immer mit tief empfundener Liebe verbunden ist... Liebe zu mir selbst ebenso wie Liebe zu anderen...

Und ich freue mich, wenn es mir immer leichter gelingt, diese innige Liebe, derer ich fähig bin, auch mir selbst zukommen zu lassen... aber ich lasse es nicht dabei bewenden, das Ausströmen meiner Liebe, das Liebe schenken zu spüren und zu genießen, sondern ich kann auch das Einströmen dieser endlich befreiten Selbstliebe wahrnehmen, das Annehmen, Empfangen, das Offensein für diese meine erwachende Selbstliebe...

Und ich bin dankbar dafür, dass mir das endlich gelingt und von Tag zu Tag immer besser gelingen wird, wenn ich mich bewusst darauf konzentriere, wenn ich meine Aufmerksamkeit in meine Herzgegend richte und dort die sehr charakteristischen Empfindungen wahrnehmen kann... vielleicht ist es ein Gefühl von Wärme, von Weichheit, ein Strömen oder Rauschen, ein sich mehr und mehr verstärkendes Energiefließen, ein Prickeln vielleicht auch...

Wie auch immer ich die Empfindungen wahrnehmen kann, die meine Liebe zu anderen, aber auch die zu mir selbst, in mir auslöst, trachte ich danach, sie mir sehr genau einzuprägen, damit meine Liebe mir immer vertrauter wird... so kann ich sie einerseits sofort erkennen, wenn sie sich spontan manifestiert; andererseits kann ich sie auch indirekt über diese Empfindungen erwecken...

Besonders in Augenblicken, in denen ich gar nicht zufrieden bin mit mir und mich daher auch nicht als besonders liebenswert sehe; denn gerade dann wird es wichtig sein, meine Liebe zu mir selbst in mir aus der Verborgenheit zu holen und erwachen zu lassen, und zwar in ihrer bedingungslosen Form...

Ja, ich liebe mich bedingungslos... ich liebe mich bedingungslos, auch und vor allem, wenn ich nicht meinen eigenen Erwartungen oder denen anderer entspreche, wenn ich mich gerade nicht als wert erachte, geliebt zu werden... dann werde ich selbst bald erkennen, dass mir selbst – auch und gerade in einem geistigen oder seelischen oder körperlichen Tief – Liebe zukommen zu lassen, ohne Wenn und Aber, ohne daran geknüpfte Erwartungen, dass eine solche bedingungslose Liebe mich wieder aufrichten wird. Was viel sinnvoller und für meine Weiterentwicklung effizienter ist, als mich mit Verachtung, mit Unzufriedenheit und Selbstbestrafung zu geißeln.

Liebe ist das stärkste Heilmittel für alles, und vor allem Selbstliebe ist das beste Mittel, um all die Unebenheiten auf meinem Lebensweg zu glätten, um mich mein Potential voll ausschöpfen zu lassen, um mich aus meinen destruktiven Verhaltensmustern zu befreien... Liebe ist der Weg, Selbstliebe ist der Königsweg für ein erfülltes Leben, wenn ich sie ehrlich, frei und offen lebe.

Und dies werde ich von nun an regelmäßig tun, werde die Selbstliebe in meinen Alltag aufnehmen und mir dazu verschiedene Auslöser einprägen, Dinge, die mich daran erinnern, dass wieder einmal innige Liebe zu mir selbst angebracht wäre.

Das können akustische Phänomene sein wie das Läuten verschiedener Glocken... von Kirchenglocken, Türglocken oder vom Wecker... das Klingeln von Telefonen und Handys... so wird mich jede Form von Läuten an meine Selbstliebe erinnern...

Ich kann mir aber auch optische Phänomene als Erinnerung für meine Liebe zur mir selbst einprägen... dazu lasse ich meiner Phantasie freien Lauf... vielleicht möchte ich immer dann meine Selbstliebe erneuern, wenn ich einen Baum sehe... immer wenn ich Blumen sehe... immer wenn ich einen Menschen lachen oder lächeln sehe...

Auch Geruchswahrnehmungen können mich an meine Selbstliebe erinnern, wenn ich mich dafür entscheide... der Geruch von gutem Essen... der Duft von Blumen... der Geruch eines geliebten Menschen... der Duft von Kerzen oder auch von Räucherstäbchen...

Und ebenso kann ich diverse Geschmacksempfindungen mit meiner Selbstliebe verbinden... der Geschmack von frischem Brot... von einem guten Glas Wein oder auch Bier... der Geschmack von reifen Früchten...

Was auch immer ich an Sinneswahrnehmungen mit meiner Selbstliebe verbinde, es wird mich daran erinnern, mich für einige Augenblicke liebevoll mir selbst zuzuwenden... und je mehr solcher Erinnerungsbrücken ich mir einpräge, umso öfter werde ich tagtäglich daran erinnert, mich selbst lieb zu haben, mir selbst Liebe zu schenken und sie auch anzunehmen.

Nun geh ich noch einmal tief in meine Selbstliebe hinein, erlaube mir, sie als etwas ganz Besonderes zu genießen... sie mir frei zu schenken und zugleich dankbar anzunehmen... und mich ihrer Heilkraft auf allen Ebenen zu öffnen...

Wieder ist da das Strömen und Rauschen in meinem Inneren, die Wärme und Weichheit vielleicht, der innere Schauer, der mich erfüllt und mich gleich wieder aus meiner geduckten Haltung aufrichten lässt... ja, Liebe lässt mich meine wahre Größe einnehmen... in der Liebe wachse ich in mich hinein, und das tut unendlich wohl...

Ich fühle noch einmal sehr bewusst dieses Liebe Schenken und zugleich Liebe Empfangen... und genieße die wohltuende Wirkung beider Phasen... bin dankbar, dass ich mir selbst Liebe geben kann... damit bin ich unabhängig von der Liebe anderer und kann mein Leben entspannt zelebrieren... ich muss keine Erwartungen mehr erfüllen, um Liebe zu bekommen, denn ich kann mir selbst meine Liebe schenken, ob ich es nun verdient zu haben glaube oder nicht!

Wahre Liebe ist immer bedingungslos und das Wahrnehmen von Liebe, woher auch immer, ist der beste Motivator für Weiterentwicklung, für die Überwindung von Fehlern und Schwächen... und Motivation ist immer besser als Strafe durch Liebesentzug... daher beschließe ich, mich ab nun groß zu lieben... mich effizient zu lieben... mich zufrieden zu lieben... mich gesund zu lieben... mich selbst bedingungslos zu lieben... diese Selbstliebe wird mein Leben erfüllter machen, entspannter und damit auch gesünder.

Nun bin ich langsam wieder bereit, ins Hier und Jetzt zurück zu kehren... ich nehme behutsam meinen tief entspannten Körper wieder in Besitz... öffne langsam die Augen und nehme meine Umgebung wieder bewusst wahr... strecke mich behaglich und bin wieder ganz wach... herrlich erfrischt, energiegeladen und voller Zuversicht angesichts meines von nun an möglichen Lebens in Liebe und vor allem in Selbstliebe.

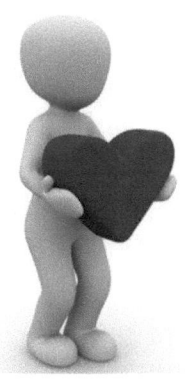

Deine Emotionen

Zu unserer Tendenz, „unseren Mann zu stehen", statt „unsere Frau zu leben" gehört oft auch die Zurückhaltung im Ausdruck unserer Emotionen.

Emotionen auszudrücken ist oft nicht salonfähig, also fressen wir sie in uns hinein – was alles andere als sinnvoll ist.

Auf dem Weg zum freie und authentischen Selbstausdruck – vor allem in deiner einzigartigen Weiblichkeit – kann es sinnvoll und hilfreich sein, deine Emotionen schriftlich auszudrücken.

Und das ist gut in brieflicher Form – am besten wieder beidhändig; und diesen Brief kannst du verschicken oder der betreffenden Person geben.

Aber du musst es nicht tun. Denn allein das schriftliche Ausdrücken deiner Emotionen ist schon wohltuend und heilsam.

Gelingt dir das?

Oder nimmst du da Blockaden wahr?

Eine innere Abwehr?

Ist deine Tendenz, dich selbst zurückzunehmen, schon so internalisiert, dass es dir schwerfällt, sie zu überwinden?

Da hab Geduld mit dir und ergänze Sätze wie diese:

<u>Ärger und Wut:</u>

Ich ärgere mich, dass ...

Ich habe es satt, dass ...

Ich hasse es, wenn ...

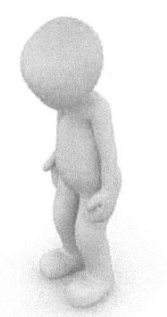

Verletzungen:

Es verletzt mich, wenn ...
Ich war traurig, als ...
Ich war enttäuscht über ...
Es hat mir weh getan, als ...
Es schmerzt, wenn ...

Angst:

Ich hatte Angst, dass ...
Ich fühle mich beunruhigt, wenn ...
Ich fürchte mich vor dir, wenn ...
Ich habe Angst, dass ich ...

Reue und Bedauern:

Ich bedaure, dass ...
Es tut mir leid, dass ...
Bitte vergib mir, dass ...
Ich hatte nicht vor ...

Wünsche:

Ich wollte/möchte doch immer nur ...

Ich wünsche mir, dass du ...

Ich wollte/möchte ...

Ich verdiene es, dass ...

Liebe und Wertschätzung:

Ich verstehe, dass ...

Ich schätze es, dass ...

Ich fand es sehr lieb, dass du ...

Ich danke dir dafür, dass du ...

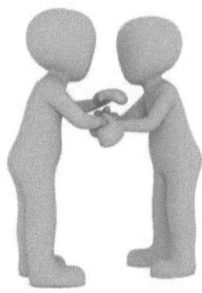

Auf das Thema Dankbarkeit möchte ich gleich noch näher eingehen, weil es so eminent wichtig ist.

Aber zuerst möchte ich dich noch einmal dazu anregen, tief in dir nachzufühlen, welche Emotionen noch in dir schwelen und ausgedrückt werden wollen.

Neigst du dazu, deine Emotionen zu unterdrücken?

Etwa weil es in deiner Familie nicht erwünscht war, Emotionen zu zeigen?

Hörtest du Dinge wie: „Führ dich doch nicht so auf!"

Dann habe ich noch eine Anregung für dich – sie wird dir helfen, einen besseren Bezug zu deinen Emotionen zu finden.

Notiere – am besten mit beiden Händen – zu jeder der hier angeführten Emotionen ein Beispiel aus der letzten Zeit, das dir dazu einfällt; eine Situation, in der du die entsprechende Emotion mehr oder weniger bewusst erlebt hast.

In welchen Situationen habe ich diese Emotionen erlebt?

Wertvoll kann es auch sein, Beispiele anderer hinzufügen; also Situationen, in denen du diese Emotionen bei anderen wahrgenommen hast – deine Spiegelneuronen machen es möglich.

Grundlegend **positive**, sich **angenehm** anfühlende Emotionen:

- *Liebe*
- *Freude*
- *Wertschätzung*
- *Bewunderung*
- *Fröhlichkeit*
- *Sympathie*
- *Anerkennung*
- *Glückseligkeit*
- *Freundlichkeit*
- *Vertrauen*
- *Mitgefühl*
- *Dankbarkeit*
- *Heiterkeit*

- *Begeisterung*

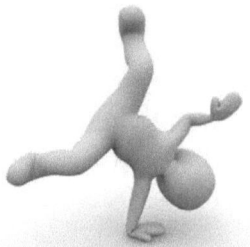

Grundlegend **negative**, sich **unangenehm** anfühlende Emotionen:

- *Ärger*
- *Neid*
- *Angst*
- *Enttäuschung*
- *Trauer*
- *Schuldgefühl*
- *Misstrauen*
- *Eifersucht*
- *Sorge*
- *Bedauern*
- *Groll*
- *Wut*

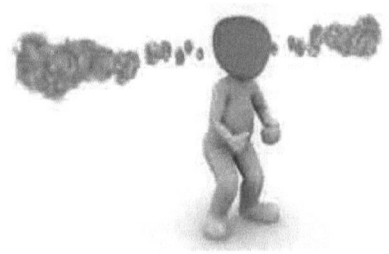

Grundsätzlich versuche ich, Wertungen (wie positiv und negativ) zu vermeiden. Aber seit den Forschungen des Herzintelligenz-Institutes wissen wir, dass es in Bezug auf Emotionen tatsächlich beide Pole gibt; weil negative Emotionen Stresshormone mobilisieren, während positive uns Glückshormone schenken.

Das bedeutet natürlich nicht, dass wir negative Emotionen verurteilen oder unterdrücken sollen; sondern bloß, dass wir uns ihrer bewusst werden und nicht allzu lang daran festhalten sollten.

Das erste Aufwallen von Wut beispielsweise werden wir kaum verhindern können; aber wir können sehr wohl vermeiden, uns in unsere Wut – und die damit verbundene und höchst ungesunde Stress-Chemie – hineinzusteigern.

Aber das können wir erst dann, wenn wir sie erkennen.

Dankbarkeit

Wie vorhin bereits angekündigt, möchte ich hier eine ganz besonders wertvolle, weil sehr hoch schwingende Emotion noch einmal aufgreifen: unsere **Dankbarkeit**.

Diese solltest du dir viel öfter gönnen und jede nur erdenkliche Gelegenheit nützen, sie dir zu vergegenwärtigen und dich – in diesem Fall ist es sehr wohl heilsam! – durchaus auch hineinzusteigen.

Als Einstimmung darauf kannst du mit diesen Fragen spielen:

Wofür bist du dankbar?

Und wofür bist du dir dankbar?

Wofür könntest du generell dankbar sein?

Für welche grundlegenden Dinge, die du als selbstverständlich ansiehst?

Für deine Mitmenschen und all die liebevollen und rücksichtsvollen Dinge, die sie für dich getan haben und tun?

Und wofür könntest du dir dankbar sein?

Für die Herausforderungen und Hürden, die du in deinem bisherigen Leben gemeistert und überwunden hast?

Aber auch für alles, was du geschafft und erschaffen hast?

Für all das, womit du irgendeine Art Beitrag für die Welt und deine Umgebung leisten konntest?

Wem könntest du noch dankbar sein?

Deinem inneren Kind?

Deiner inneren Frau?

Glaubst, dass du dir selbst nicht dankbar sein kannst?

Kommt dir Dankbarkeit dir selbst gegenüber absurd vor?
Dann tu einfach so, als könntest du dir dankbar sein!

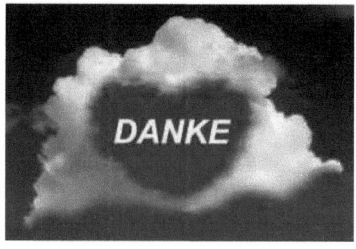

Dein Gehirn kann nicht unterscheiden, ob du etwas tatsächlich tust oder nur so tust, als tätest du es – das ist heute eindeutig nachweisbar.

„Fake it, til you make it!"

Und nun füüüüühle deine Dankbarkeit – oder tu so als würdest du sie fühlen – und lass dich ganz und gar davon erfüllen!

Auch dazu habe ich eine Meditation aufgenommen, mit der ich dich auf Wunsch mit meiner musikalisch unterlegten Stimme begleite, um dir reichlich Glückshormone zu vermitteln – du findest sie hier.

https://lebenswert365.info/meditationen_enzln/

Auf dieser Seite findest du übrigens auch zahlreiche andere Meditationen.

Weibliche Selbstverwirklichung

Albert Einstein sagt:

„Der Sinn des Lebens besteht nicht darin, ein erfolgreicher Mensch zu sein, sondern ein wertvoller."

Wie wäre es, wenn wir beides vereinen könnten?

Gerade als Frauen denken wir oft, wir würden ja durchaus an unsere Begabung zum Erfolg glauben, wenn sich nur erst der Erfolg zeigte.

Aber tatsächlich ist es andersherum. Unser Erfolg stellt sich erst dann ein, wenn wir an ihn glauben.

Und wenn wir uns dessen als wert erachten.

Erfolge laden unsere Batterien auf; aber besonders wir Frauen brauchen oft die bewusste Hinwendung mit der entsprechenden selektiven Wahrnehmung, um unsere bisherigen Erfolge zu erkennen; weil wir so darauf konditioniert sind, vor allem unsere Fehler zu beachten.

Haben auch deine Eltern oder Großeltern am Türstock immer wieder deine Größe notiert, um deine Wachstumsfortschritte zu dokumentieren?

Genauso halten erfolgreiche Menschen all das fest, wovon sie mehr haben wollen.

- Aufregende Fortschritte,
- positive Verhaltensänderungen,
- gemeisterte Herausforderungen,
- erreichte Ziele,
- verwirklichte Visionen,
- menschliche
- und finanzielle Erfolge,

- die Bestätigung, die sie bekommen haben,
- das Lob und die Anerkennung, das und die ihnen entgegen gebracht wurde…

Und genau das möchte ich nun auch dir ans Herz legen.

Erfolg hat ja viel mit Wahrnehmung zu tun, also richte deine selektive Wahrnehmung auf deine bisherigen Erfolge.

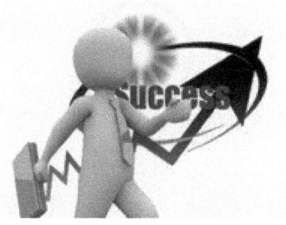

Nimmst du dich als erfolgreich wahr?

Oder nicht?

Erkennst und anerkennst du deine objektiv durchaus gegebenen Erfolge?

Oder stellst du dein Licht eher unter den Scheffel?

Was an sich kein Wunder wäre in unserem Lob feindlichen Kulturkreis, wo es heißt:

„*Eigenlob stinkt*".

Hast du schon einmal zu einer Person gerochen, die sich gelobt hat?

Mag sein, dass diese übel gerochen hat; aber das hatte sicher nichts mit ihrem Selbstlob zu tun. Dieser Satz ist unsinnig – und fatal, weil er uns unseres Selbstwertes beraubt.

Aber es heißt auch:

„*Geben ist seliger als nehmen.*"

Hast du schon einmal versucht, eine Weile nur auszuatmen?

Wie wäre es also, wenn du deine selektive Wahrnehmung etwas bewusster auf all die Erfolge richten würdest, die du in deinem bisherigen Leben bereits errungen hast?

Du kennst ja das Phänomen der selektiven Wahrnehmung, nicht wahr?

Die Tatsache, dass wir die Dinge erst dann wahrnehmen, wenn wir bewusst danach Ausschau halten.

Wenn du ein neues Auto einer neuen Marke bekommst, ist die Stadt plötzlich voll davon.

Wenn du schwanger bist, dann wirkt es, als wären auf einmal alle Frauen in der Stadt schwanger.

Wenn du es als gutes Zeichen definierst, ein Autokennzeichen mit drei oder mehr gleichen Ziffern zu sehen, fallen dir auf einmal viel mehr dieser Kennzeichen auf.

Zur Verdeutlichung habe ich hier ein kleines Spiel für dich.

Betrachte einmal deine Umgebung und achte auf alle roten Gegenstände, die du erkennen kannst!

Dann schließe die Augen und rufe dir mit geschlossenen Augen zuerst all die roten Gegenstände in Erinnerung.

Und dann vergegenwärtige dir – immer noch mit geschlossenen Augen – alle grünen Gegenstände in Erinnerung!

Interessant, nicht wahr?

Du siehst vor allem all das Rote, weil du vorhin deine selektive Wahrnehmung darauf gerichtet hast. Während dir kaum grüne Dinge ins Auge fallen, weil du vorhin nicht danach Ausschau gehalten hast.

Das liegt daran, dass nicht nur deine Glaubenssätze einen Filter bilden, sondern auch deine Wahrnehmung.

Und diese ist praktisch immer selektiv; was an sich durchaus sinnvoll ist, weil du sonst in der Sinnesflut, die ständig auf dich einströmt, vermutlich verrückt würdest.

Die Frage ist nur, nach welchen Kriterien dieser Filter funktioniert. Und diese hängen eben stark von deiner Einstellung ab.

Wir sehen vor allem das, wonach wir Ausschau halten, um in unserem Denken bestätigt zu werden.

All das, was in unser Glaubenssystem passt, nehmen wir wahr und lassen uns davon bestätigen. Was nicht zu unseren Überzeugungen passt, blenden wir einfach aus.

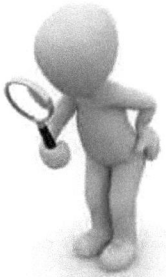

Wie wäre es also, wenn du deine selektive Wahrnehmung vor allem auf das Positive richten würdest?

Und im speziellen Fall auf deine Erfolge?

Fühlt es sich nicht viel besser an, da und dort einen kleinen Erfolg zu orten; als dich als erfolglose Versagerin zu fühlen?

Oder – so wie ich die längste Zeit meines Lebens – als Meisterin der Selbstsabotage?

Hör bitte auf, deine Erfolge unter den Tisch zu kehren, sondern halte Ausschau auch nach den scheinbar kleinen – denn sie schenken dir Glückshormone!

Dein Selbstwertgefühl nährt sich von deinen Erfolgen. Also von all dem, was du deiner Ansicht nach gut gemacht hast. Also biete ihm einfach mehr davon an!

Und zwar nicht nur, indem du mehr davon tatsächlich verwirklichst. Sondern vor allem auch, indem du all das, was du schon gut gemacht hast, bewusster wahrnimmst.

Frage dich also, welche Erfolge du in deinem bisherigen Leben schon alle errungen hast!

Und denke dabei auch an all jene, die du bisher als selbstverständlich angesehen hast; die du gar nicht richtig wahrgenommen und unter den Tisch gekehrt hast.

Obwohl sie dir bei anderen vermutlich sehr wohl aufgefallen wären.

Welche Erfolge hattest du:

- *In deinen Beziehungen?*
- *In deiner Gesundheit?*
- *In deiner Schulzeit?*
- *Während deiner Ausbildung?*
- *In deinen persönlichen Projekten?*
- *In Bezug auf Geld?*
- *In deiner Freizeit?*
- *In deinem Wachstum / deiner Persönlichkeitsentfaltung?*
- *Welche Prüfungen hast du bestanden?*
- *Welche Lösungen hast du entdeckt?*
- *Welche Antworten hast du gefunden?*
- *Welche klugen Fragen sind dir in den Sinn gekommen?*

- *Welche wichtigen Entscheidungen hast du getroffen?*
- *Welche Lebensabschnitte hast du positiv abgeschlossen?*
- *Welche Hürden hast du überwunden?*
- *Welche Herausforderungen hast du gemeistert?*
- *Welche Neubeginne sind dir gelungen?*
- *Welche unbekannten Terrains hast du erobert?*
- *Was hast du gestaltet, gebastelt, gebaut?*
- *Was hast du geschrieben, gemalt, modelliert?*
- *Was hast du komponiert oder gedichtet?*
- *Was hast du erfolgreich für andere getan?*
- *Wem hast du geholfen?*
- *Wen hast du unterstützt und wobei?*
- *Wen hast du motiviert und ermutigt?*
- *Was noch???*

Bitte lass dir Zeit für diese Liste und schreibe sie nicht nur mit deiner rechten Hand, sondern ergänze sie dann auch mit deiner linken!

Glaube mir, es werden dir damit neue Erfolge einfallen, weil deine linke Hand Zugang zu Bewusstseinsinhalten hat, die deine rechte Hand nicht erreicht.

Weil ich diesen „Dialog der Hände" so wertvoll finde, bin ich in einem früheren Kapitel bereits näher darauf eingegangen.

Lass dich überraschen, welch faszinierende neue Einsichten dir mein Zweihand-Schreiben auch in Bezug auf deine Erfolge schenkt!

Erfolgs-Beispiele

Möchtest du einige Beispiele zur Inspiration?

Lass mich deinem inneren Saboteur etwas Wind aus den Segeln nehmen, damit die Assoziationskraft deines Gehirns stärker ist als deine Selbstsabotage!

Dann denkst du vielleicht – oder noch besser hoffentlich:

„Ah ja, das habe ich auch erlebt!"

Diesen Satz habe ich in meinen Seminaren immer wieder gehört.

Übrigens auch von einer großartige Frau, die nach dem Tod ihres Mannes ihre drei Kinder allein aufziehen musste, während sie voll berufstätig war und sich noch dazu entschieden hatte, ihren kranken Vater mit zu betreuen.

Dieser außergewöhnlichen Powerfrau fiel doch tatsächlich nichts ein, was ihr als Erfolg erschien.

Natürlich hat sie in uns allen den Ehrgeiz geweckt, sie zu inspirieren – und mit vereinten Kräften haben wir natürlich allerlei gefunden.

Und ihr Selbstwertgefühl zumindest etwas aufgerichtet.

Gelingt es mir mit meinen Beispielen, auch deinen inneren Saboteur zu überrumpeln – oder deine innere Saboteurin?

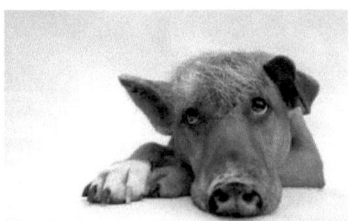

Sodass doch Erinnerungen an so manche errungene Erfolge hochkommen dürfen?

Prüfungen

Sind dir bei meiner Frage: „Welche Prüfungen hast du bestanden?" eigene Beispiele eingefallen?

Nein?

Nun, in unserem Kulturkreis herrscht Schulpflicht, also hast du zumindest im Laufe deiner Schulzeit Prüfungen abgelegt und vermutlich auch bestanden.

Und deinen Führerschein hast du vermutlich auch nicht in der Lotterie gewonnen.

Und wie sieht es mit Aufnahmeprüfungen aus?

Auch ein Bewerbungsgespräch ist eine Art Prüfung, nicht wahr?

Und was ist mit deinen Aus-, Fort- und Weiterbildungen?

Hattest du je eine Steuerprüfung?

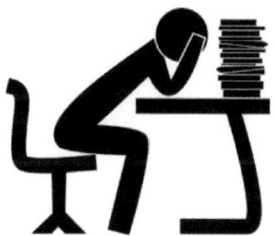

Erfolge in Deinen Beziehungen

Hast du dich bei meiner Auflistung gefragt, was ich mit Erfolg in Beziehungen meine?

Nun, ich sehe es durchaus als Erfolg, gemeinsam eine Beziehung zu starten. Es gibt viele Paare, die dabei scheitern.

Aber ich sehe es auch als Erfolg, eine Beziehung durch Krisenzeiten zu retten – was auch immer diese Krise ausgelöst haben mag.

Und ich empfinde es als Erfolg, eine über Jahre gut gewesene Beziehung in Würde und gegenseitiger Achtung zu beenden; wenn die Zeit dafür gekommen ist.

In einer Beziehung kann es also sowohl ein Erfolg sein, ehrlich und authentisch „nein" sagen zu können; als auch aus vollem Herzen „ja".

Welche Beziehungs-Erfolge hast du schon errungen?

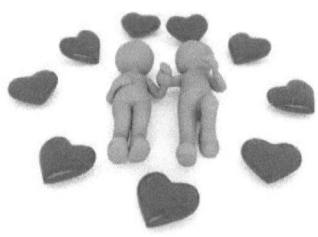

Erfolge in Bezug auf Deine Gesundheit

Was meine ich damit?

Ich bin überzeugt, dass du schon die eine oder andere Krankheit oder Funktionsstörung geheilt und überwunden hast.

Könntest du das nicht als Erfolg sehen?

Nun, überlege, wie viele Wunden du schon allein geheilt hast. Und sag jetzt bitte nicht, das wäre ja nicht dein Verdienst!

Wessen sonst?

Ich könnte es auch so ausdrücken:

Siehst du es nicht als Erfolg, deinen Selbstheilungskräften nicht im Weg gestanden zu sein?

Wenn du etwas Einblick in die Welt der Medizin gewinnst, wirst du erkennen, dass das alles andere als selbstverständlich ist.

Aber wir müssen gar nicht erst bei der Heilung ansetzen. Denn bereits all die wunderbaren Funktionen deines Körpers, die völlig autonom ablaufen, sind für mich ein Erfolg.

Vor allem dann, wenn du ihnen nicht im Weg stehst. Denn glaube mir, das passiert weit öfter, als du vielleicht vermuten würdest.

Also sieh es bitte als Erfolg, all das klaglos funktionieren zu lassen, ohne dich dabei in deinen physiologischen Funktionen zu sabotieren!

Aber auch eine gesunde, vernünftige Lebensweise (bewusste Ernährung, Sport, Gewohnheiten...) durchzuhalten, gilt für mich als Erfolg.

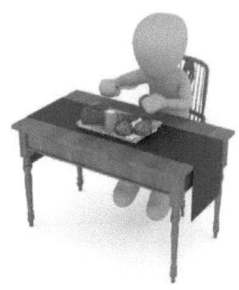

Erfolge in Wachstum und Persönlichkeitsentfaltung

Ein diesbezüglicher Erfolg könnte etwa sein, dass du alte Verhaltensmuster ablegen konntest. Oder dass du bereit warst, dich weiterzubilden.

Aber auch, dass du ein Talent nicht brachliegen hast lassen; sondern dir die nötigen Techniken angeeignet hast, um diese Gabe zu entfalten.

Mit einem absoluten Gehör geboren zu werden, reicht nicht aus; denn damit wird die Verantwortung mitgeliefert, diese Fähigkeit zu entfalten und zu nützen.

Welche Talente und Fähigkeiten hast du entwickelt?

Zum Bereich Persönlichkeitsentfaltung gehört für mich aber auch die Erweiterung und Vertiefung der Selbsterkenntnis.

Was hast du alles getan, um dich selbst näher kennenzulernen?

Um das in dir schlummernde Potenzial zu entdecken?

Und dann auch zu entfalten?

Letztlich sehe ich allein schon die Tatsache, dass du dir dieses Buch gegönnt hast und meine Anregungen (hoffentlich!) umsetzt, als Erfolg.

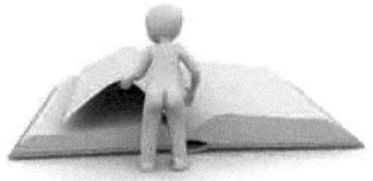

Erfolg in Bezug auf andere Menschen

Was hast du erfolgreich für andere getan?

Und bitte wiegle jetzt nicht ab, sondern sieh hin! Denn all das bietet dir eine wertvolle Gelegenheit, deinem inneren Kind zu erlauben, stolz zu sein.

Wenn du anderen geholfen hast – vielleicht sogar ihre Erfolge zu verwirklichen –, dann ist das in meinen Augen auch ein Erfolg. Jemanden aufzurichten und zu ermutigen, der gerade niedergeschlagen und ohne Perspektive ist, sehe ich als Erfolg.

Deinem Kind beim Lernen zu helfen, es Radfahren zu lehren oder zu trösten, wenn es traurig ist, empfinde ich als Erfolg.

Einen Streit zu schlichten, ist ein Erfolg.

Bei einer Übersiedlung anzupacken, ist aus meiner Sicht ein Erfolg.

Einem kranken Angehörigen zu helfen, ist ein Erfolg.

Jemanden auf ein gutes Buch hinzuweisen, gilt für mich als Erfolg.

Bei einem Unfall zu helfen, sehe ich als Erfolg.

Denn natürlich kannst du all das als selbstverständlich sehen; aber wie du vermutlich weißt, ist es das nicht. Andere stehen im Weg und machen Selfies mit den Opfern.

Blut gespendet zu haben, ist für mich ein Erfolg. Denn wer weiß, vielleicht hast du damit einem anderen Menschen das Leben gerettet.

Einer Freundin zuzuhören, während sie ihren Schmerz ausdrückt, ist ein Erfolg – vor allem wenn du sie dabei auch noch aufbaust.

Was von all dem – oder anderen Dingen – hast du für andere getan?

Was noch alles?

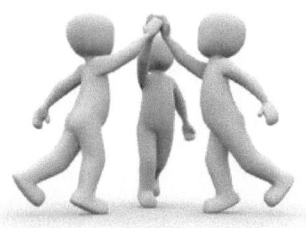

Erfolgreiche Entscheidungen

Auch wichtige Entscheidungen zu treffen, sehe ich als Erfolg.

Wie unendlich viele Entscheidungen hast du schon in deinem Leben getroffen?

Und ich nehme nicht an, dass die alle falsch waren.

Also warum solltest du diese nicht als Erfolg sehen?

Du nimmst niemandem etwas weg, gibst aber dir und deinem inneren Kind einen Endorphin-Schub.

Denn dieser fühlt sich nicht nur gut an, sondern er ist ungemein wertvoll für Körper, Geist und Seele.

Letztlich könntest du sogar Fehl-Entscheidungen als Erfolg sehen. Denn dank ihrer musst du diese Option nie mehr in Erwägung ziehen.

Also lerne, bewusster hinzuschauen und weise auch andere Frauen auf ihre Erfolge hin!

Wenn du das immer wieder mit deiner Tochter, Schwester, Freundin oder Kollegin machst, tust du ihnen etwas Gutes und motivierst sie – und über deine Spiegelneuronen zugleich auch dich selbst. Geteilte Freude ist tatsächlich doppelte Freude.

Ich liebe Win-Win-Situationen, du auch?

Hast du zu all meinen Beispielen eigene Erfolge assoziiert?

Und diese gleich notiert?

Wenn ja, dann gratuliere ich dir; denn damit hast du dir etwas Gutes getan.

Wenn noch nicht, dann spricht nichts dagegen, das jetzt gleich nachzuholen. Also geh dieses Kapitel noch einmal durch und lass dich von meinen Beispielen an deine eigenen erinnern – und notiere diese! Du wirst sehen, wie wohltuend das ist.

Erfülltes Leben

Hier habe ich noch einige wertvolle prozess-orientierte Fragen für dich. Du erinnerst dich: dabei geht es nicht nur um die verbalen Antworten, sondern vor allem um die mentalen und emotionalen Prozesse, die sie in dir auslösen.

Auch hier kannst du wieder beide Hände miteinbeziehen.

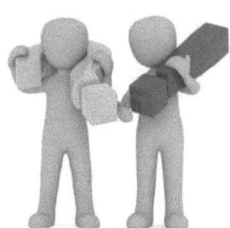

Wann ist mein Leben erfolgreich?

Gab es bereits Erfolgs-Strähnen?

Und dann wieder Rückschläge und Durchhänger?

Oder kann ich eher einen kontinuierlichen Aufstieg erkennen – wenn ich es mir erlaube?

Empfinde ich mein derzeitiges Leben als erfolgreich?

Wenn ja, woran liegt das?

Wenn nein, was fehlt?

Und was ist überflüssig?

Was müsste anders sein – worin müsste ich anders sein?

Ist erfolgreich gleichbedeutend mit erfüllt – und erfüllend?

Nimm dir Zeit, um diese Fragen in dir wirken zu lassen! Und lass auch da dein Herz über deine linke Hand zu Wort kommen und sich einbringen!

Als Kind hat mir jemand ins Stammbuch geschrieben:

„Ich wünsche dir, dass du am Ende deines Lebens sagen kannst: es war erfüllt!"

Und ich bin guter Hoffnung, dass ich das eines Tages, wenn es so weit ist, über die Regenbogenbrücke zu gehen, ehrlich sagen und empfinden kann.

Wie sieht das bei dir aus?

Im Schamanismus gibt es eine interessante Frage, mit der du dich nicht beschäftigen musst, wenn sie dich zu sehr unter Stress setzt.

Aber vielleicht kommt sie dir sogar gelegen; weil gerade jemand aus deinem Umfeld heimgekehrt ist.

Das sind ja immer Phasen unseres Lebens, in denen wir sehr nachdenklich werden.

Was wäre, wenn heute mein letzter Tag wäre?

Diese Frage ist vielleicht nicht angenehm, aber ich empfinde sie als sehr wertvoll, weil sie uns neue Prioritäten setzen lässt.

Was wäre mir wichtig, wenn heute mein letzter Tag wäre?

Interessant mag aber auch folgende Frage sein:

Wann wird mein Leben erfüllt gewesen sein?

Stell dir vor, du blickst im hohen Alter auf dein Leben zurück und fragst dich, ob es erfüllt war.

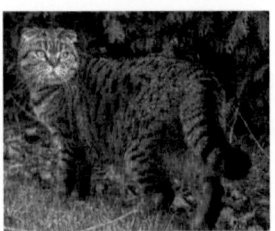

Wirst du ein erfülltes Leben gehabt haben?

Was würdest du brauchen, um dieses Gefühl zu haben?

Gibt es Dinge, die dir für ein erfülltes Leben wichtig wären?

Was von all dem kannst du derzeit schon in der Rückschau auf dein bisheriges Leben finden?

Was noch nicht?

Wäre Zufriedenheit ein Kriterium für dich?

Vor allem deine eigene Zufriedenheit?

Oder vorwiegend jene anderer?

Brauchst du Wertschätzung von anderen, um dich erfolgreich und erfüllt zu fühlen?

Bekommst du genug davon?

Und kannst du die Wertschätzung, Anerkennung und Ermutigung, die dir entgegengebracht wird, auch annehmen?

Wie sieht es mit Selbstwertschätzung aus?

Kannst du innehalten und dich frei und entspannt über Erreichtes freuen?

Oder strebst du sofort nach dem nächsten Ziel?

Der nächsten Erfüllung?

Wie lange schenkt dir Erfüllung tatsächlich Erfüllung?

Und Befriedigung?

Und Zufriedenheit?

Was könntest du aus heutiger Sicht tun, um dein Leben in Zukunft mehr als bisher zu erfüllen?

Und was solltest du gegebenenfalls ändern oder weglassen?

Bist du bereit, das zu tun bzw. nicht mehr zu tun?

Aber auch zuzulassen und empfänglich zu werden dafür?

Erfüllung und Erfolg?

Wie sind diese beiden verbunden?

Vielleicht inspirieren dich meine Gedanken zu etwas mehr Klarheit in Bezug auf dein erfülltes und erfolgreiches Leben.

Sei es, dass du ähnlich empfindest; sei es auch, dass du es genau gegenteilig siehst.

Mir liegt es ja vor allem am Herzen, dich anzuregen, deinen eigenen Zugang zu all dem zu finden. Aber dabei mögen dich meine Anregungen inspirieren.

Ich empfinde mein Leben dann als erfolgreich – und damit als erfüllt und erfüllend:

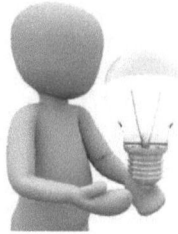

- Wenn ich das Potenzial, das in mir angelegt ist, klar erkenne.
- Und dann jene Teile davon, die dafür bereit sind, frei und freudvoll entfalten kann.
- Wenn ich mich der Welt authentisch zeigen und ganz und gar ich selbst sein kann.
- Und zwar sowohl beruflich als auch privat.
- Dazu gehört aber auch, dass ich in einem gesunden Gleichgewicht von Aktivität und Entspannung schwinge.
- Dass ich in allen Lebensbereichen resonante Beziehungen habe,

- in denen wir einander gegenseitig befruchten und fördern.
- Und dass ich Wohlstand (in meinem umfassenden Sinn) erlebe.

Sind das Kriterien, mit denen du dich auch anfreunden könntest?

Oder unterscheiden sich deine Voraussetzungen sehr von meinen?

Was empfindest du anders?

Vielleicht hast du nun Lust, auch ein Erfüllungs-„Akrostichon" zu gestalten. Die Beschreibung dazu findest du im Kapitel „Bewusstseins-Erweiterung".

Und in welchem Bezug steht all das mit Erfolg?

Und mit Wohlstand?

Was ist eigentlich Wohlstand?

Sind Erfolg und Erfüllung bei dir mit Wohlstand gekoppelt?

Hast du dich je näher mit diesen Begriffen auseinandergesetzt?

Zu welchem Ergebnis bist du gekommen?

Wie definierst du Wohlstand?

Was bedeutet Wohlstand für dich?

Und wie fühlt er sich an?

Welche Faktoren bezieht Wohlstand in deinen Augen mit ein?

Und welche sind dabei nicht wichtig?

Aber vor allem: bist du dir dessen wert?

Erlaubst du dir Wohlstand und Erfüllung ohne Einschränkungen?

Auch für diese Fragen solltest du dir wirklich Zeit nehmen.

Lass sie in dir wirken!

Und hole wieder über deine linke Hand die Meinung deines Herzens ein! Du wirst dich wundern, welche interessanten Einsichten dir im Dialog mit deiner Seele zukommen.

Ich denke jedenfalls, die Auseinandersetzung mit diesen Begriffen und den damit verbundenen Konzepten ist sehr wertvoll.

Und zwar gleichgültig, ob Wohlstand für dich ein integrierender Bestandteil von Erfolg und Erfüllung ist oder nicht.

Und ob du ihn als erstrebenswert empfindest oder nicht.

Interessiert dich meine Sichtweise?

- In meinem Weltbild bedeutet Wohlstand durchaus auch, dass ich immer ausreichend Geld zur Verfügung habe.
- Geld für das, was ich brauche;
- aber auch Geld, um das, was ich mir wünsche, finanzieren zu können.
- Und vor allem, um auch anderen helfen zu können, wenn sie es brauchen.
- Aber Wohlstand geht für mich noch weit darüber hinaus.
- Er bedeutet, dass alles in meinem Leben „wohl steht".
- Dass ich in meinem Beruf meiner Berufung folgen kann,
- weil er mich erfüllt und mir Freude bereitet.
- Dass ich mich in meinem Körper wohl fühle

- und all das, was ich von Herzen gern tun möchte, auch tun kann.
- Zum Wohlstand gehört auch, dass ich am richtigen Ort lebe
- und im idealen Ambiente wohne.
- Dass ich mich ehrlich über das Erreichte freuen kann,
- mir dort, wo es angemessen ist, Stolz erlaube
- und generell, aber auch mir selbst gegenüber dankbar bin.
- Dass ich den richtigen Partner / die richtige Partnerin
- und die richtigen Freunde habe.
- Wohlstand bedeutet, dass ich alles Wertzuschätzende in meinem Leben auch wirklich wertschätzen kann.
- Nicht zuletzt auch mich selbst in all meinem Tun und Sein.
- Vor allem aber auch die Begleitung meines inneren Kindes.

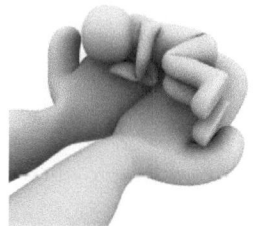

Diese Fülle des Lebens ist für mich wahrer Wohlstand. Und wenn ich tief in mich hineinfühle, spür ich da eine starke Verbindung zu Erfolg, Erfüllung und Selbstverwirklichung.

Offenbar ist für mich das Gefühl, erfolgreich zu sein und ein erfülltes Leben zu genießen, stark mit dieser umfassenden Art von Wohlstand verbunden. Und zugleich eng mit meinem Wunsch, mich in der Entfaltung meines Potenzials zu verwirklichen, verbunden.

Wie sieht das bei dir aus?

Siehst du es ähnlich?

Oder hast du eine ganz andere Definition und Sichtweise zu Wohlstand?

Was bedeutet Wohlstand für dich?

Lass uns noch etwas weiter in die Tiefe tauchen!

Nimm dir auch für die Wirkung dieser Fragen Zeit und Muße!

Was bedeutet Wohlstand in deinem Sprachgebrauch?

Hat auch bei dir Wohlstand mit deinen Beziehungen zu tun?

Wirkt sich auch dein Umfeld auf dein Wohlstands-Gefühl aus?

Wie sehr prägt deine soziale Einbindung dein Gefühl von Wohlstand?

Aber auch von Erfolg und Erfüllung?

Wie wichtig ist es dir, dass du in deinem Beruf deiner Berufung folgen kannst?

Kannst du ihr in deinem Arbeitsalltag nachkommen?

Oder lebst du sie in deinem Hobby?

Kennst du deine Berufung überhaupt schon?

Hast du deine Lebensaufgabe bereits gefunden?

Wo stehst du auf deinem Weg in die Selbstverwirklichung?

Siehst du diesen Weg klar vor dir?

Oder bist du noch auf der Suche?

Freust du dich über das, was du auf dem Weg dahin bereits alles erreicht hast?

Und schenkst du dir dafür Wertschätzung?

Erlaubst du es dir, stolz zu sein?

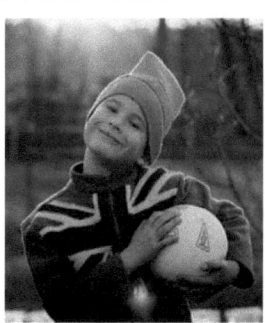

Und kannst du dir selbst Dankbarkeit entgegenbringen?

Oder findest du das absurd?

Dein inneres Kind wird sich über beides freuen, glaube mir!

Weibliche Kreativität

Kreativität bedeutet weit mehr als zu malen oder Musik zu komponieren. Sie lässt uns neue Bedeutungen, Beziehungen oder Möglichkeiten in bereits vertrauten Dingen zu entdecken.

Und sie bedeutet auch, alte Ziele mit neuen Mitteln zu erreichen. Vor allem aber lässt sie dich selbst authentischer leben – in deiner wundervollen Einzigartigkeit als durch und durch weibliche Frau. Denn Kreativität ist eine Yin-Funktion.

Wann warst du das letzte Mal wirklich kreativ?

Welches Ereignis, welche Person oder welche Umstände lösten dies aus?

In welchen Umgebungen sprießt deine Kreativität?

Nütze diesen „kreativen Akt" als Grundlage für das bewusstseinserweiternde Spiel mit folgenden prozessorientierten Fragen!

Lass dir Zeit, um mit diesen Fragen zu spielen und erlaube dir sowohl die spontanen Ja-Nein-Antworten als auch die mentalen und emotionalen Prozesse, die sie in dir auslösen! Beides ist erlaubt.

Bin ich auch an Dingen interessiert, die nicht direkt mit meinem Beruf, meiner Karriere zu tun haben?

Glaube ich, dass es immer mehr als nur einen richtigen Weg gibt, Dinge zu tun und Probleme zu lösen?

Nehme ich mir Zeit, die Schönheit der Natur zu genießen, ohne ständig an Dinge denken zu müssen, die ich erledigen muss und die auf mich warten?

Kann ich generell nicht nur „tun", sondern auch „sein"?

Lese ich auch mal Poesie?

Und genieße ich es, Musik zu hören, ohne dabei etwas zu tun?

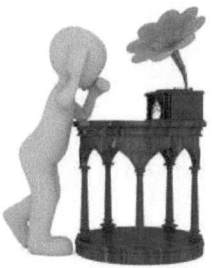

Besuche ich Museen, Ausstellungen und Vernissagen?

Bin ich neugierig auf Menschen, die anders sind als ich?

Und versuche ich, etwas von ihnen und ihrer Lebensweise zu lernen?

Halte ich stets nach den spielerischen und humorvollen Aspekten einer Sache Ausschau?

Finde ich Vorschläge, Projekte und Theorien interessant, die im ersten Augenblick nicht logisch erscheinen?

Und möchte ich sie gern verstehen?

Liebe ich Vieldeutigkeit – ob in Rätselspielen oder im alltäglichen Leben –, weil sie mein Denken stimulieren und mir neue Einsichten vermitteln?

Assoziere ich gern, um neue Verbindungen zwischen scheinbar einander fremden Dingen zu schaffen?

Liebe ich es, in Wolkenbildern zu lesen?

Bin ich an der Deutung meiner Träume interessiert und habe ich Freude daran?

Habe ich die besten Idee, wenn ich für Augenblicke „abgeschaltet" habe?

Erkläre ich Dinge gern in Bildern?

Verstehe ich in Analogien und Metaphern Erklärtes gut und gern?

Freue ich mich über überraschende Wendungen?

Bin ich bereit, Altbewährtes zu verändern und altes Wissen zu hinterfragen?

Liebe ich es, Ideen und Gefühle in verschiedener Weise auszudrücken?

Variiere ich gern mein Äußeres?

Schenke ich gern Außergewöhnliches?

Bin ich bereit, Alltägliches und zur Routine Gewordenes auf neue Art und Weise zu tun und darin so neue, interessante Aspekte zu entdecken?

Gönne dir all die Punkte aus dieser Liste, die du ehrlicherweise mit „nein" beantwortet hast, fürs Erste in deiner Vorstellung!

Und achte währenddessen darauf, wie du dich fühlen würdest, wenn du sie tatsächlich ausführen oder die entsprechende Geisteshaltung einnehmen würdest.

Deine Kreativität ist eine deiner wichtigsten Funktionen als Homo Sapiens Sapiens – vor allem brauchst du sie, um dein Potenzial zu entfalten.

Nein, die Doppelung im Begriff „Homo Sapiens Sapiens" ist kein Schreibfehler, sondern wir haben ein zweites „Sapiens" (= wissend) dazu bekommen, weil wir uns vom vor uns bereits existierenden Homo Sapiens weiterentwickelt haben, also scheinbar wissender sind...

Und eine der Funktionen, die besonders menschlich sind, ist unsere Kreativität. Daher solltest du sie im Alltag viel mehr zelebrieren – und auch dafür habe ich hier einige Anregungen.

Die dir auch helfen werden, mehr Glückshormone zu mobilisieren. Und wie gesund diese für Körper, Geist und Seele sind, ist dir vermutlich klar.

Suche irgend eine Tätigkeit aus deinem Alltag, die du täglich (oder zumindest regelmäßig) durchführen musst, die zur Routine geworden ist und die du als unangenehm bis zu wirklich quälend empfindest; eine Tätigkeit, die dir, wenn du daran denkst, Unbehagen und innere Abwehr vermittelt.

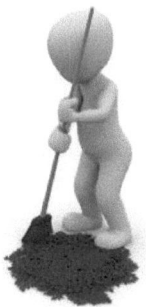

Dann überlege, wie du diese Handlung anders ausführen könntest, damit sie dir angenehmer wird:

Hier sind einige Beispiele zur Inspiration:

- du könntest sie unter einem anderen Vorzeichen sehen
- du könntest während dessen anderes zu dir sagen als bisher
- du könntest sie anders benennen
- du könntest lächeln, ehe du damit beginnst
- du könntest bunte Handschuhe dabei anziehen, die deinem inneren Kind Freude machen
- oder du könntest dabei irgendeinen anderen Unsinn machen, der dich zum Lächeln bringt
- du könntest singen dabei

- du könntest während dessen deine Lieblingsmusik hören
- du könntest dabei in den Spiegel sehen und dich über deine finstere Miene amüsieren
- du könntest sie tänzerisch ausführen
- du könntest dabei ein Kleidungsstück tragen, das du besonders gerne magst
- du könntest dich währenddessen in dein Refugium versetzen und dort die angenehme Atmosphäre genießen
- du könntest dabei jedes Mal die Erfüllung eines Herzenswunsches visualisieren
- du könntest damit jemandem etwas Gutes tun...

Zu welchen eigenen Ideen haben dich meine Beispiele inspiriert?

Und wie steht all das in Bezug zu deiner neu in Besitz zu nehmenden Weiblichkeit?

Deine Lebensgeschichte

Salman Rushdie schreibt:

„Wer nicht die Macht hat, die Geschichte, die sein Leben beherrscht, neu zu erzählen, neu zu denken, sie auseinander zu nehmen, über sie zu scherzen und sie je nach den wechselnden Zeiten zu verändern, der ist buchstäblich machtlos, denn er ist keiner neuen Gedanken fähig!"

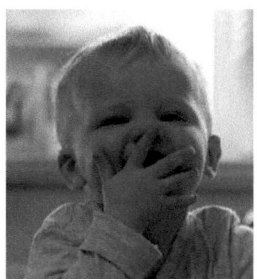

Hast du Lust, das auch mit deiner Lebensgeschichte zu spielen?

Und sie in verschiedenen Varianten zu erzählen?

Als Vorspiel zur großen Heldinnenreise, die ich dir danach ans Herz legen werde?

Dann schreibe ein kurzes Verlaufsprotokoll der Hauptereignisse deines Lebens und stelle beim anschließenden Durchlesen fest, ob du eher eine fröhliche oder eine traurige Geschichte verfasst hast.

Dann schreibe diese Geschichte noch einmal und wähle die Ereignisse und die Darstellung so, dass du als hilfloses Opfer porträtiert wirst. Steigere dich heftig in dein Selbstmitleid hinein und genieße dieses.

So schreibst du dir alles von der Seele und wirst es los.

Beim dritten Ansatz stell deine persönliche Geschichte so dar, dass man als Leser etwas zu lachen hätte – und auch du selbst darfst es dir gönnen, über deine Geschichte zu schmunzeln, zu lächeln oder gar herzlich zu lachen.

Zuletzt erzähle dein Leben als Abenteuergeschichte, in der du die Heldin bist, die immer einen Ausweg weiß.

So wie ein moderner Odysseus, der einfach alle Gefahren übersteht; oder eine Jeanne d´Arc des 21. Jahrhunderts, die nach schier aussichtslosem Kampf doch siegt...

Indem du lernst, dich auf diese Weise aus verschiedenen Perspektiven zu betrachten, machst du einen großen Schritt in Richtung innere Freiheit.

Dann fühlst du dich weniger hilflos und lernst mehr und mehr, die Verantwortung für dich selbst zu übernehmen.

Welche deiner Geschichten hat dir am besten gefallen?

Und wie ging es dir mit deiner Abenteuergeschichte?

Wie geht es dir mit dem Gedanken, eine Heldin zu sein?

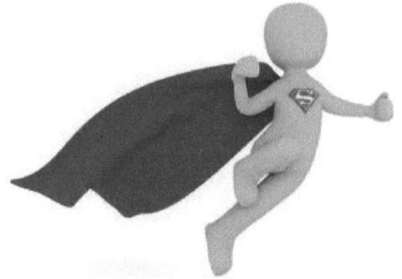

Bist du bereit, einen Schritt weiter zu gehen?

Dann lass dich dazu verführen, dein Leben als Heldinnenreise zu sehen!

Deine Heldinnenreise!

Wir alle sind hin und her gerissen zwischen zwei Bedürfnissen. Dem Wunsch nach Sicherheit und der Sehnsucht nach Veränderung.

Der eine will uns in der Bequemlichkeitszone festhalten. Sein Argument ist die Angst, mit der er uns lähmt. Er hält lieber am Vertrauten fest, auch wenn dieses leidvoll ist.

Die andere wünscht sich mehr Entfaltung und Erfüllung.

Aus meiner Sicht ist das die Stimme unserer Seele. Sie wünscht sich, dass wir uns weiterentwickeln und unser Potenzial immer weiter entfalten; indem wir uns immer wieder aufmachen zu neuen Ufern. Sie will, dass wir uns mutig und voller Vertrauen auf das Leben einlassen.

Kennst du das Konzept der Heldenreise?

Die „Reise des Helden" ist ein Archetyp, den wir weltweit finden und der fast allen Heldengeschichten und Filmdrehbüchern zugrunde liegt.

Der Mythenforscher Joseph Campbell hat ihn als erster wissenschaftlich untersucht und den Begriff des „Monomythos" geprägt; und er ist überzeugt:

„Wir müssen bereit sein, uns von dem Leben zu trennen, das wir geplant haben, um das Leben zu leben, das auf uns wartet."

Weltweit gibt es Heldenreise-Seminare zu diesem Thema. Sie beruhen auf der Arbeit von Paul Rebillot, eines Gestalt-Therapeuten und Theaterregisseurs; und wollen dir helfen, diese beiden Persönlichkeitsanteile miteinander zu konfrontieren und zu versöhnen.

Ich möchte dich dazu einladen, deine bisherige Heldinnenreise zu erkennen.

Sieh deine Biographie in einem neuen Licht und erkenne die bisherigen Stationen deiner eigenen „Reise der Heldin" – ebenso wie deine aktuelle.

Was ist die klassische Heldenreise?

Ein Held verlässt seine gewohnte Welt und begibt sich auf eine abenteuerliche Reise. Auf der Suche nach seiner „wahren Natur" gerät er in allerlei Gefahren. Diese „wahre Natur" wird als spezielles Objekt oder besondere Fähigkeit symbolisiert.

Am Ende findet er seinen Schatz – letztlich aber sich selbst – und kehrt verändert, erneuert und authentischer wieder heim. Solcherart transformiert tut er mit seiner neuen Errungenschaft Gutes in der Welt.

Im Grunde geht es dabei um die Reise der Seele, die sich in äußeren Handlungen und Lebensumständen ausdrückt.

Und zwar in einem intensiven Transformationsprozess, der sich durchaus zur Identifikation eignet.

Denn wir alle erleben unsere persönliche Helden- und Heldinnenreise in irgendeiner Form; meist sogar mehrmals im Leben.

Sind dir die Stationen der archetypischen Heldenreise bekannt?

Hast du dich schon einmal damit befasst?

Wenn nicht, dann lies dir zuvor die folgende Beschreibung durch, um dich darauf einzustimmen!

***

Ausgangpunkt der Reise des Helden ist immer seine gewohnte Welt; dann passiert irgendetwas, das ihn zum Abenteuer ruft.

Zuerst verweigert er sich diesem Ruf, aber dann tritt ein Mentor in sein Leben und überzeugt ihn, seine Heldenreise doch anzutreten.

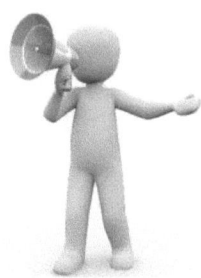

Damit beginnt das Abenteuer; denn ab dem Augenblick, in dem der Held die erste Schwelle überschreitet, gibt es für ihn kein Zurück mehr. Damit tritt er in eine neue, unbekannte Welt ein, wo er allerlei Bewährungsproben zu meistern hat.

Während er sowohl auf Verbündete als auch auf Feinde trifft, dringt er bis zur tiefsten Tiefe vor.

Dort begegnet er seinem Hauptgegner, mit dem die entscheidende Prüfung stattfindet.

Wenn er in der Konfrontation mit diesem Gegner über diesen siegt, wird er belohnt.

Etwa mit dem Schatz, den er findet; oder dem Elixier, das er bekommt. Das kann ein materieller Schatz sein, die Lösung einer Frage oder eine wichtige Erkenntnis.

In Wahrheit findet er sein „wahres Selbst".

Durch seine Abenteuer ist er zu einer neuen Persönlichkeit geworden und nun weiß er, wer er wirklich ist. Daher braucht es eine Auferstehung oder Auferweckung.

Am Ende tritt der Held mit dem Elixier oder dem Schatz die Heimreise in seine alte Welt an.

Dort kann er mithilfe seines Gewinns neu agieren und positive Veränderungen bewirken.

***

In uns allen steckt die tiefe Sehnsucht, zu wachsen und uns zu verändern. Wir wollen etwas aus unserem Leben machen, uns weiterentwickeln und unseren Seelenweg erkennen.

Gleichzeitig schätzen wir aber die Bequemlichkeit des Vertrauten und bleiben lieber auf sicherem Boden.

In der Heldenreise gilt es, diese Grundspannung aufzulösen.

Wir alle machen im Laufe unseres Lebens solche archetypischen Erfahrungen, nur werden wir uns ihrer oft nicht bewusst.

Daher möchte ich dich hier dazu anregen, einmal bewusst hinzusehen und die transformierende Kraft deiner bisherigen Heldinnenreise zu erkennen.

Jede Erfahrung, jeder Konflikt gibt uns die Chance, unseren eigenen inneren Ruf zu hören; jede Begegnung kann uns helfen, die nächsten Schritte zu erkennen; jede Herausforderung möchte uns aus der Komfortzone locken.

Daher sollten wir uns immer wieder fragen:

Welche Veränderungen in meinen Beziehungen sind jetzt aktuell?

Was darf ich in meinem Beruf in die Wandlung bringen?

In welchem Übergang befinde ich mich gerade?

Welche neue Lebensphase möchte jetzt beginnen?

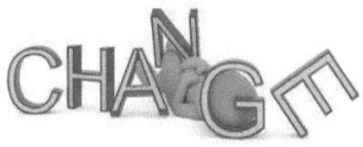

Bist du bereit, deine Heldinnenreise zu erkennen?

Tatsächlich kannst du dieses Heldenreise-Muster nicht nur in Heldenepen und Filmen, sondern bei genauerem Hinschauen auch in deinem eigenen Leben finden; sofern du es dir wert bist, deine selektive Wahrnehmung darauf zu richten.

Und das ist leider gar nicht selbstverständlich, denn ich erlebe es immer wieder, dass sich vor allem Frauen, die ich auf dieses Thema hinweise, dagegen wehren, ihr Leben aus dieser Perspektive zu sehen und schon gar nicht sich selbst als Heldin.

Dennoch hoffe ich, dich davon überzeugen zu können. Lass dich motivieren, deine eigene Heldinnenreise zu erkennen; ja vielleicht sogar deine verschiedenen Heldinnenreisen!

Identifiziere die archetypischen 13 Stationen in deinem bisherigen Leben; aber erkenne auch die Station, in der du dich aktuell befindest!

Denn das wird sehr hilfreich sein, um das Beste aus deiner Gegenwart zu machen.

Nimm dir wirklich Zeit dafür! Zeit für dich – für ein spannendes Rendezvous mit dir selbst.

Denke nicht: *„Jaja, das mache ich später..."*, denn dann tust du es vermutlich gar nicht. Und das wäre wirklich schade, weil du damit eine höchst wertvolle Erfahrung versäumst.

Vorsicht vor der Vorsicht deines inneren Saboteurs!

Denn er möchte dich jetzt garantiert von diesem Vorhaben abhalten, weil er nichts so sehr fürchtet, wie neue Erfahrungen und Einsichten.

Um ihm ein Schnippchen zu schlagen, schreibe deine Heldinnengeschichte am besten mit deiner linken Hand...

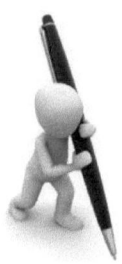

… und gönne dir dasselbe spannende Aha-Erlebnis, das mir vor Jahren zugekommen ist.

Ich habe damals meine „Reise der Heldin" zuerst mit meiner rechten Hand geschrieben, weil ich (Mediziner sind manchmal stur) nicht glauben wollte, dass im Schreiben mit den beiden Händen unterschiedliche Inhalte zutage treten.

Aber meine rechtshändige Geschichte war ebenso langweilig wie wehleidig und damit ziemlich enttäuschend.

Aber glücklicherweise habe ich dann doch meine Sturheit überwunden und wurde mit einem großartigen Geschenk belohnt.

Denn die Heldinnenreise meiner linken Hand war einer Heldin wahrlich würdig, obwohl sie letztlich dasselbe Leben beschrieben hat. Aber sie hat mir eine andere Perspektive eröffnet – die Perspektive meines Herzen.

Wir sagen ja auch:

„Die linke Hand kommt vom Herzen."

Schreibe also auch du deine Heldinnenreise mit deiner linken Hand und wundere dich, welch wundervolle neue Sichtweise auf dein Leben dir dabei zugänglich wird.

Beschreibe dein Leben mit deiner linken Hand!

Erinnere dich an die wesentlichen Stationen in deinem Leben, vergleiche sie mit den Etappen der klassischen Heldenreise und beschreibe dein Leben so, als wäre all das, was du erlebt, erfahren und erlitten hast, Teil deiner spannenden Heldenreise.

Sieh dich als mythische Gestalt und beschreibe eingehend dich selbst, deine Reaktionen, Erfahrungen und Erlebnisse; und zwar so, als würdest du eine große Heldin beschreiben!

Wenn du genau hinsiehst, wirst du zwei Handlungswege erkennen. Denn die Heldin (hier also du) ist (warst und bist) auf zwei Wegen unterwegs.

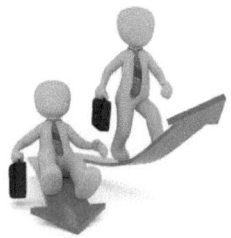

Der äußere Weg beschreibt die Handlung, also all das, was in der Realität geschieht. In deinem Fall ist das all das, was in wichtigen Phasen deines bisherigen Lebens geschehen ist (und aktuell geschieht).

Der innere Handlungsweg bringt die Heldin in Kontakt mit ihrer Seele; also ihrem wahren Selbst, dem sie in der äußeren Realität Ausdruck verleiht. Bezogen auf dich geht es um deine Persönlichkeitsentwicklung im Laufe deines Lebens.

Kannst du diesen Entwicklungsweg auch in deiner Biographie erkennen?

Nimmst du anhand der teils verschlungenen Wege deine Entfaltung wahr?

Die Entwicklung deiner Persönlichkeit?

Und die Entfaltung deines Potenzials?

Dieser Entwicklungsprozess drückt sich auf <u>zwei Bedürfnisebenen</u> aus. Auf der einen Ebene spürt die Heldin ihre bewussten Wünsche; das ist die Ego-Ebene.

Was wolltest du in all den Etappen deiner Heldinnenreise?

Was willst du aktuell?

Die andere Ebene, ihre Seelen-Ebene, zeigt der Heldin das, was sie wirklich braucht. Auf dieser Ebene manifestiert sich das Problem, für das sie eine Lösung suchen muss; und das ist der Ruf ihrer Seele.

Was hast du auf deiner Heldinnenreise wirklich gebraucht?

Und was war der „Need" deines höheren Selbst?

Was brauchst du jetzt?

Und was ist aktuell der „Need" deines göttlichen Anteils?

Diese Ebene ruft die Heldin zu ihrer Reise auf, obwohl sich das Ego anfangs noch dagegen wehrt. Daher schickt ihr die Seele Mentor oder Mentorin, um sie dann letztlich doch zu motivieren.

Wer war deine Mentorin oder dein Mentor?

Oder wer waren deine Mentoren?

Wie sieht deine bisherige Heldinnenreise aus heutiger Sicht in der Nachlese aus?

Kannst du die Stationen der archetypischen Heldenreise auch in deinem Lebenslauf wiedererkennen?

Vielleicht sogar mehrmals in verschiedenen Stadien deines Lebens?

Welche Abenteuer hast du erlebt und gemeistert?

Welche Schwellen hast du überschritten?

Welche unbekannten Welten hast du erkundet?

Vor welche Bewährungsproben wurdest du gestellt?

Wer waren deine Verbündeten?

Wer waren deine wichtigsten Gegner?

Welche Prüfungen hast du bestanden?

Welchen Schatz hast du gefunden?

Mit welchem Elixier wurdest du belohnt?

Und wie geht es dir jetzt?

Wie fühlst du dich mit dieser neuen Sichtweise?

Und was sagt deine linke Hand zu all diesen Fragen?

Vielleicht bist du jetzt auf den Geschmack gekommen und möchtest noch mehr in die Tiefe gehen. Dann lass uns die Stationen nach Campbell noch einmal im Detail durchgehen.

Auch dazu habe ich wieder einige klärende Fragen für dich, die dir helfen wollen, deine Heldinnenreise mit den 13 Campbell-Stationen zu vergleichen.

Mag sein, dass du dazu einiges an Kreativität brauchst, denn diese 13 Schritte zeigen sich nicht unbedingt genauso in deiner Heldinnenreise; und es sind nicht immer alle.

Abgesehen davon folgen sie einander auch nicht immer in genau der Reihenfolge.

Abgesehen davon wirst du bei genauerem Hinsehen nicht nur eine Heldinnenreise erkennen, sondern mehrere aufeinander folgende; denn im Grunde besteht doch unser ganzes aus einer Aufeinanderfolge von unterschiedlichen Heldinnenreisen.

Da gibt es größere und kleinere, herausfordernde und leichtere; aber du kannst und sollst auf jede einzelne stolz sein.

Ich hoffe, du kannst viele der 13 Etappen auch in deiner Reise wiedererkennen, denn das wird dir deinen Heldinnenmut deutlich vor Augen führen.

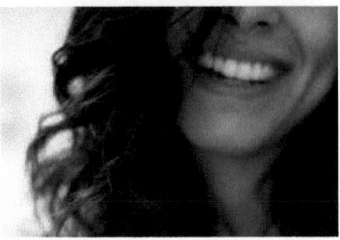

Besonders wenn du deine linke Hand in das Spiel mit diesen Fragen miteinbeziehst.

13 Stationen deiner Heldinnenreise

Nimm dir Zeit für dieses In-die-Tiefe-Gehen, für das Spiel mit diesen Fragen!

Glaube mir: es lohnt sich, all das zu erkennen, weil es dir nicht nur hilft, deine Vergangenheit besser zu verstehen, sondern auch deine Gegenwart.

***

1) Der Ruf:

Wie hat dich der erste Ruf erreicht?

Wer hat dich vor eine besondere Aufgabe gestellt?

Wer war deine Mentorin oder dein Mentor?

Oder auf welches Ereignis musstest du reagieren?

2) Deine Weigerung:

Wie lange hast du gezögert?

Und war dir dies bewusst?

War es deine bewusste Abwehr?

Oder die deines inneren Saboteurs, deiner inneren Saboteurin?

3) Dein Aufbruch

Wie hast du dein Zögern überwunden?

Welchen Schubs hast du dafür gebraucht?

Wer war dabei dein Mentor oder deine Mentorin?

Das muss übrigens nicht unbedingt eine reale Person sein, es kann auch ein Buch wie dieses sein.

4) Die erste Schwelle

Wann bist du von deiner gewohnten Welt in eine unbekannte aufgebrochen?

Wann hast du die erste Schwelle überschritten?

Ab wann gab es kein Zurück mehr?

5) Weg der Prüfungen

Welche Hindernisse musstest du überwinden?

Und welche Probleme haben sich dir in den Weg gestellt?

Hast du sie gelöst?

Mit welchen Herausforderungen wurdest du konfrontiert?

Hast du sie gemeistert?

Oder bist du gescheitert – und dennoch weitergegangen?

6) Natürliche und übernatürliche Helfer

Wer waren deine Helfer?

Wer hat dich auf deiner Heldenreise unterstützt?

Waren das menschliche oder übernatürliche Helfer?

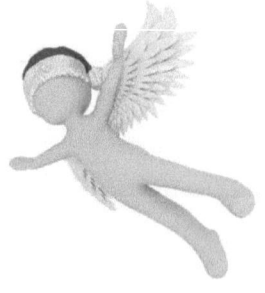

7) Schwere Prüfungen

Mit welchen besonders anspruchsvollen Prüfungen wurdest du konfrontiert?

Wurden diese immer schwieriger?

Und hast du auch dabei Hilfe bekommen?

Von wem?

8) Höchste Prüfung

Mit welchem „Drachen" musstest du dich messen?

Gegen wen musstest du stark sein?

Vielleicht sogar kämpfen – tatsächlich oder bildlich gesprochen?

Ist dir bewusst, dass das Projektionen deiner eigenen inneren Widerstände waren?

9) Elixier

Was war die Belohnung für die höchste Prüfung?

Was war dein Elixier?

Welchen Schatz hast du gefunden?

Wie sah deine Initiation aus?

Welche kostbare Erfahrung versetzt dich in die Lage, „die Welt zu retten"?

10) Verweigerung der Rückkehr

Warst du gleich bereit, gleich wieder in deine Alltagswelt zurückzukehren?

Oder hast du gezögert?

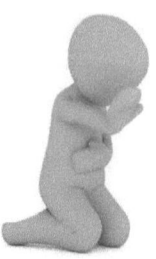

Und gezweifelt, ob du überhaupt noch einmal zurück möchtest?

11) Verlassen der Unterwelt

Was hat dich letztlich doch zur Rückkehr bewegt?

War es ein äußerer Zwang?

Oder gab es innere Beweggründe?

12) Zweite Schwelle und Rückkehr

Wie sah die Rückkehr von deiner Heldinnenreise aus?

Und wie haben die anderen auf dich reagiert?

Konntest du deine neuen Erfahrungen in deinen Alltag integrieren?

Ging das leicht?

Oder fiel es dir eher schwer?

13) Herrin zweier Welten

Womit hast du deinen Alltag bereichert?

Und den Alltag anderer?

Welche Errungenschaften hast du mit der Welt geteilt?

Woran hast du dein Umfeld Teil haben lassen?

***

Welche wertvollen Aha-Erlebnisse hast du bei diesem In-die-Tiefe-Gehen gewonnen?

Kannst du jetzt Dinge, die dir bisher unverständlich waren, besser verstehen?

Und die dahinter wirkenden Mechanismen klarer erkennen?

Lass dir jedenfalls Zeit, diese Fragen und deine Antworten – die vielleicht weitere Fragen aufwerfen – auch nachwirken zu lassen! Es sind prozess-orientierte Fragen, die in der Tiefe weiterwirken...

Und beobachte, was sie in dir bewegen!

Dann kommt der nächste Schritt: zu erkennen, in welchem Stadium deiner Heldinnenreise du dich aktuell befindest.

Dazu kannst du die Fragen zu den 13 Stationen noch einmal durchgehen und sie jeweils auf deine Gegenwart beziehen.

Erkenne, bei welcher Station du dich aktuell befindest!

Das ist enorm hilfreich, weil du dann die nächsten Schritte um vieles bewusster setzen und damit enorm Energie sparen kannst.

Ist dir schon einmal aufgefallen, wieviel Energie du verbrauchst, indem du dich gegen das, was jetzt gelebt werden möchte, sträubst?

Und genau diese Energie kannst du dir in Zukunft sparen, wenn du auf die Signale und Botschaften deiner Seele hörst – und ihnen natürlich nachkommst.

Und dann kannst du sie für die Entfaltung deines Potenzials – deine Selbstverwirklichung – einsetzen.

Ich hoffe jedenfalls, ich konnte dir hier eine neue Sichtweise auf dein bisheriges Leben eröffnen, dich aufrichten und dir eine neue Einstellung dir selbst gegenüber vermitteln.

Vor allem aber sollte dir das Erkennen deiner Heldinnenreise (oder deiner verschiedenen Heldinnenreisen) eine neue Sicht auf deine Weiblichkeit eröffnen – und damit zugleich mehr Wertschätzung für dich selbst.

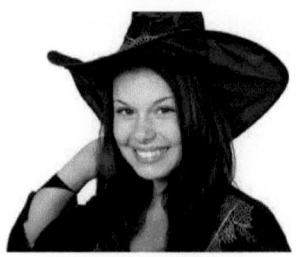

Und ich wünsche mir – und vor allem natürlich auch dir –, dass du mit dieser neuen selektiven Wahrnehmung auch deine zukünftigen Heldenreisen mit neuer Bewusstheit und neuer Zuversicht antrittst.

Mehr Selbsterkenntnis im Akrostichon

Selbstverwirklichung setzt Selbsterkenntnis voraus.

Daher möchte ich dir hier zwei Spiele mit Worten ans Herz legen, die ich persönlich spannend finde, weil sie uns zu vertiefter Selbsterkenntnis verhelfen.

Lerne hier das Akrostichon und das Oxymoron kennen!

Der Begriff „Akrostichon" kommt aus dem Griechischen und setzt sich aus akros = Spitze und stichos = Zeile zusammen.

Im klassischen Akrostichon entsteht dabei ein Gedicht, daher wird es in der deutschen Sprache als Leisten-Vers oder Leisten-Gedicht bezeichnet.

Uns geht es hier aber weniger um sprachliche Ästhetik, als vielmehr darum, in die Tiefe zu tauchen, um einen besseren Zugang zu deiner Weiblichkeit zu gewinnen.

Mit diesem Wort-Spiel kannst du nicht nur dich selbst, sondern auch andere besser kennenlernen; aber auch unterschiedliche Themen, die du interessant findest, vertiefen.

Schreibe den Namen oder Begriff, mit dem du dich näher befassen möchtest, senkrecht auf die linke Seite eines Blattes. Und dann bilde aus jedem Buchstaben dieses Wortes ein neues Wort, das mit diesem Buchstaben beginnt.

Vor allem möchte ich dir natürlich empfehlen, dich mit dir selbst zu befassen, um dein auf Verwirklichung wartendes Potenzial auszuloten und deine Weiblichkeit wieder voll und ganz in Besitz zu nehmen.

Schreibe all deine Namen (auch Mädchennamen und Spitznamen) untereinander. Und dann finde zu jedem Buchstaben einen Begriff, der dich betrifft bzw. beschreibt. Das kann eine Eigenschaft sein; irgendetwas,

was du bist, kannst oder weißt; eine Leistung, die du erbracht hast; ja sogar eine kleine Marotte...

Und wundere dich über so manches Aha-Erlebnis!

An einem Beispiel zeige ich dir, in welch unterschiedliche Richtungen dich ein und derselbe Name leiten kann.

Nehmen wir an, du kennst zwei Frauen namens Erna.

Und die eine ist:

- *E – eigensinnig, eingebildet, eifersüchtig ...*
- *R – rachsüchtig, rechthaberisch, roh ...*
- *N – narzisstisch, niederträchtig, neidisch ...*
- *A – aufbrausend, aufsässig, athletisch ...*

Die andere hingegen hat ganz andere Attribute:

- *E – ehrlich, empathisch, einsichtig ...*
- *R – reizend, redegewandt, reif ...*
- *N – nett, nobel, natürlich ...*
- *A – anschmiegsam, altruistisch, aufmerksam ...*

Natürlich sind das zwei extreme Beschreibungen, die es in dieser Ausprägung vielleicht gar nicht gibt – aber wer weiß?

Mir ging es vor allem darum, dir damit zwei einprägsame Bilder zu vermitteln, damit du schon anhand eines so kurzen Namens den enormen Wert dieses Spiels erkennen kannst.

Besonders interessant mag es sein, bei diesem Spiel auch deine linke Hand mit einzubeziehen. Denn diese wird dir Assoziationen bieten, die dir im Schreiben mit der rechten Hand nicht in den Sinn gekommen wären.

Probiere es einfach aus, auch wenn dir das erstmals absurd erscheint!

Nachdem du deine Namen bespielt hast, möchte ich dir ans Herz legen, mit dem Begriff „Weiblichkeit" zu spielen.

Gestalte dein Akrostichon dazu und sei offen für den einen oder anderen Impuls, der aus deiner Tiefe hochkommt. Vor allem über deine linke Hand.

Was bedeutet für dich „Weiblichkeit"?

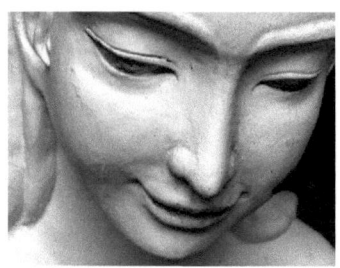

Wie lebst du deine Weiblichkeit?

Wie möchtest du sie gern mehr ans Tageslicht bringen?

Was brauchst du dazu?

Wer hilft dir dabei?

Weil er oder sie dich darin fördert?

Was fördert dich in deiner Weiblichkeit?

Wer sabotiert deine Weiblichkeit?

***

Hier wäre ein kleines Beispiel zur Inspiration:

W – Wachheit, Wachstum, Weichheit, Worte der Liebe, weibliches Wesen, Wunder erwarten, Wohlgefühl …

E – Empathie, Entfaltung, Erinnerung, Ermutigung, Einsicht, Einstellung, erfreulich, Entscheidung, erregend …

I – Interesse, Imperfekt, Integrität, Ist-Zustand erkennen, Idealismus, Improvisation, Inbesitznahme, Insel …

B – Bestätigung, Braut, Bewusstheit, Beistand, bodenständig, Bauchgefühl, Bestimmung, Blutung, Begeisterung ...

L – Leichtigkeit, liebevoll, Lösung, Langmut, Loslassen, Lust, lebendig, Lob, Leidenschaft, Luxus, Lernen, Lächeln ...

I – Intimität, Ich und du, Innenschau, Initiative, Ischias, Intelligenz, Instrument ...

C – Chaos, Chance, Chor, charakterstark, Cousine, Chromosom X, Chronik, Clique, cholerisch, christlich ...

H – heilsam, Hingabe, Hochzeit, hoher Anspruch, Heiterkeit, Hoffnung schenken, herzlich, Helfer-Gen, Hirnhälften ...

K – kraftvoll, kinderlieb, Komik, klug, Katzenfrau, künstlerisch, Kaiserin, kämpferisch, kommunikativ, krisenfest, kultiviert, ...

E – Ebenmaß, ehrlich, Erneuerung, entschlossen, entfesselt, Entschleunigung, Erbarmen, einfühlsam, Erkenntnis ...

I – Ideale, Investition, Instinkt, Inbrunst, Ideenreichtum, Imagination, Illusionen, introvertiert ...

T – Tragfähigkeit, Teilen, träumerisch, tapfer, treu, Trost, Tugend, tatkräftig, tüchtig, telegen, tierliebend ...

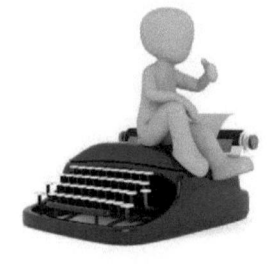

Und all diese Begriffe kannst du natürlich weiter durchleuchten. Wenn einer davon dich besonders interessiert, dann durchaus mit einem eigenen Akrostichon.

Sonst einfach in der Reflexion.

Was fällt dir alles dazu ein?

Wie sieht dein Weiblichkeits-Akrostichon aus?

Welche Aha-Erlebnisse hat es dir vermittelt?

Hat es dich manchmal zum Schmunzeln gebracht?

Gefällt dir dieses Spiel mit Worten?

Du kannst übrigens auch einer lieben Person eine Freude damit bereiten.

Schenke ihr ein Akrostichon, das du zu ihrem Namen gestaltet hast! Schreibe dazu all ihre Namen untereinander und finde jeweils positive, aufbauende und wertschätzende Begriffe, die du zu ihr assoziierst!

Das ist ein Geschenk, das dem oder der Beschenkten garantiert Freude bereiten wird; auch wenn er oder sie anfangs vielleicht mit Verlegenheit reagiert.

Und vielleicht möchte diese Person dann auch dir ein Wertschätzungs-Akrostichon schenken…

Nun wenden wir uns dem zweiten spannenden Wortspiel zu, das ich dir ans Herz legen möchte.

Bewusstseinserweiterung im Oxymoron

Auch das Oxymoron ist ein wertvolles Spiel mit Worten, das dir hilft, deine Bewusstheit zu erweitern – und es scheint mir besonders für Scanner Persönlichkeiten geeignet zu sein, die ja oft besonders viele Widersprüche in sich vereinen.

Mehr zum Thema „Scanner Persönlichkeit" findest du übrigens in einem eigenen Kapitel.

Sind es nicht genau die Ambivalenzen in uns, die uns interessant machen?

Hermann Hesse sagte:

„Jedes Leben wird ja erst durch Spaltung und Widerspruch reich und blühend!"

Und all dem auf den Grund zu gehen, helfen uns unsere Oxymora.

Ein Oxymoron ist eine Wortkombination, die zwei Gegensätze in sich vereint. So kann es eine in sich ambivalente Person mit deren widersprüchlichen Eigenschaften beschreiben.

Im Grunde vereinen wir alle mehr oder weniger starke Gegensätze in uns; jedoch werden das umso mehr sein, je komplexer unsere Persönlichkeit ist. Umso interessanter ist sie in meinen Augen aber auch.

Allerdings können wir umso mehr aus unserer Vielschichtigkeit profitieren, je bewusster wir uns unserer inneren Ambivalenzen sind; denn umso eher können wir das daraus resultierende vielseitige Potenzial auch umsetzen.

Wenn wir mit den Begriffspaaren der Oxymora spielen, die uns kennzeichnen, bringen wir auch teilweise widersprüchliche Anlagen und Fähigkeiten „unter einen Hut" und finden ein gesundes Gleichgewicht, um uns für jene

Gelegenheiten und äußeren Umstände zu öffnen, wo wir sie am besten nützen können.

Erstelle eine Liste deiner ausgeprägten Eigenschaften und Merkmale – sowohl die aus deiner Sicht positiven, als auch jene, die du lieber unter den Teppich kehren würdest. All das bist du – und du bist gut und richtig so!

Eventuell kannst du auch einige andere Personen, die dich gut kennen, nach deinen typischen Charakteristika fragen und diese sammeln.

Dann finde zu jeder einzelnen Eigenschaft den entsprechen Gegensatz – oder auch mehrere gegensätzliche Begriffe – und notiere diese/n jeweils neben der primären Eigenschaft.

Wenn die ursprüngliche Eigenschaft oder auch der Gegensatz eher negativ und abwertend ist, finde eine ebenso passende, jedoch positive und dennoch stimmige Umschreibung.

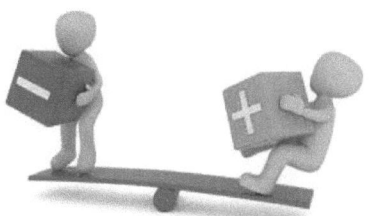

Dann überlege, ob einige der neuen Begriffe nicht vielleicht deine verleugneten oder (noch) wenig entwickelten Teilpersönlichkeiten beschreiben; also deinen „hellen Schatten".

Und frage dich, welchen Vorteil es haben könnte, diese neu entdeckten gegenteiligen Eigenschaften (weiter) zu entwickeln.

Bei all dem achte auf gegensätzliche Begriffe, die auf mögliche innere Konflikte hindeuten, die dir bisher möglicherweise noch gar nicht bewusst waren.

Diese inneren Polaritäten musst du nicht beseitigen oder zu perfekter Harmonie führen; sondern es geht darum, dir ihrer bewusst zu werden – und sie anzunehmen.

Denn erst dann kannst du beide Seiten als integrierende Bestandteile deiner Persönlichkeit annehmen – auch und gerade in ihrer Widersprüchlichkeit.

Und dann kannst du sie bewusst für dich nützen, indem du sie jeweils dort einsetzt, wo sie wertvoll und angemessen sind.

Hier sind einige Beispiele zur Verdeutlichung:

Primäreigenschaft: „fleißig".

=> „Faul" ist als Begriff eher negativ.

=> Ebenso passend, aber positiver klingen doch „gemütlich", „gemächlich" wie Balu, der Bär aus dem Dschungelbuch.

Primäreigenschaft: „ehrgeizig".

=> „Ambitionslos" klingt nicht gut.

=> Ebenso passend, aber positiver klingen doch „zufrieden", „gelassen".

Primäreigenschaft: „humorvoll".

=> „Humorlos" klingt nicht gut.

=> Ebenso passend, aber positiver: „ernsthaft", „tiefgründig".

Primäreigenschaft: „großzügig".

=> „Geizig" klingt nicht gut.

=> Ebenso passend, aber positiver klingen doch „sparsam", „preisbewusst".

Primäreigenschaft: „flexibel".

=> „Starr" klingt nicht gut.

=> Ebenso passend, aber positiver klingen doch „standhaft", „konsequent".

Primäreigenschaft: „altruistisch".

=> „Egoistisch" klingt nicht so gut.

=> Positiver und doch passend klingen „selbstbezogen", „selbstliebend".

Primäreigenschaft: „schweigsam".

=> „Geschwätzig" klingt nicht gut.

=> Positiver und dennoch passend klingen „eloquent", „kommunikativ".

Primäreigenschaft: „mutig".

=> „Ängstlich" klingt nicht gut.

=> Ebenso passend, aber positiver klingen doch „vorsichtig", „abwägend".

Primäreigenschaft: „schlank".

=> „Dick" klingt gar nicht gut.

=> Ebenso passend, aber positiver klingen doch „weichschlank", „weiblichschlank", „mollig", „rubensisch".

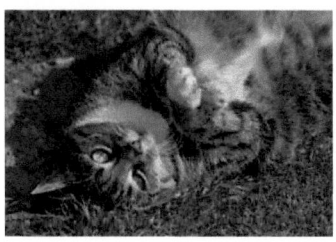

Und hier sind noch einige – für HSP und Scanner typische – Oxymora:

Die egoistische Helferin,

die extravertierte Einsiedlerin,

die Geborgenheit suchende Freiheitsdurstige,

die ernste Komikerin,

die großzügige Sparmeisterin,

die ordentliche Kreative,

die bequeme Sportlerin,

die reiselustige Einsiedlerin,

die hingabefähige Chefin,

die schüchterne Eroberin,

die soziale Eremitin,

die neugierige Geheimnisträgerin,

die gelassene Ehrgeizige,

die sinnliche Asketin,

die eloquente Schweigerin...

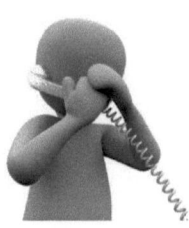

Welche Oxymora hast du bei dir entdeckt?

Und wie stehen sie in Bezug zu deiner Weiblichkeit?

Was sagen sie darüber aus, wie frei du deine einzigartige Weiblichkeit auslebst?

Wer bin ich wirklich?

In den folgenden Kapiteln stelle ich dir 3 spezielle Anlagen vor und gebe dir die Möglichkeit, dich damit zu identifizieren, wenn auch du damit zur Welt gekommen bist.

Meiner Erfahrung nach sind diese Anlagen meist miteinander verbunden; und sie sind um vieles häufiger, als allgemein bekannt ist:

- Hochsensibilität und Hochsensitivität – HSP
- Alleingeborener Zwilling
- Scanner Persönlichkeit

Für mich ist Authentizität sehr wichtig, daher liegt es mir sehr am Herzen, das Wissen um diese besonderen Anlagen zu verbreiten.

Denn wir können uns selbst – auch und gerade in unserer einzigartigen Weiblichkeit – erst dann leben und unser Potenzial entfalten, wenn wir wissen, wer wir sind; mit welchen Anlagen wir also zur Welt gekommen sind.

Daher freue ich mich, wenn auch du dich für dieses Wissen interessierst, weil ich erwarte, dass dich die Aha-Erlebnissen, die dir hier zukommen, im Kopf – vor allem aber auch im Herzen – tief berühren werden.

Wenn du dich für dieses Buch entschieden hast, dann gehe ich davon aus, dass du eine alleingeborene, hochsensible und hochsensitive Scanner Persönlichkeit bist; und dass das Gesetz der Resonanz dieses Buch dir in die Hände gespielt hat.

Warum ich davon überzeugt bin?

Nun, da ich selbst von dieser Anlagen-Kombination betroffen bin und mich seit Jahren intensiv damit auseinandersetze (und bisher schon Tausenden von Menschen diese Offenbarung bringen durfte – in meinen Büchern,

Webinaren, Interviews in Online-Kongressen und in meinen Online-Seminaren für alleingeborene HSP), bin ich quasi Expertin darin.

Und die Erfahrung zeigt, dass speziell Frauen, die an ihrer Persönlichkeitsentwicklung und Potenzialentfaltung interessiert sind, diese Anlagen in sich tragen; vor allem weil sie ihr Leben lang auf der Suche und an Weiterbildung interessiert sind.

Diese Anlagen sind – vor allem in ihrer Kombination – nicht leicht zu leben; ganz im Gegenteil. Wir haben uns auf Seelen-Ebene viele Herausforderungen ausgesucht.

Dennoch sollten wir unser So-Sein wertschätzen, denn es macht uns zu einem besonders kostbaren Geschenk für diese Welt im großen Umbruch – wenn wir diese Geschenk erst einmal erkannt und anerkannt haben; und bereit sind, es auch tatsächlich auszupacken und der Welt darzubringen.

Was wir vor allem einbringen (und was meiner Ansicht nach heutzutage besonders gebraucht wird) sind unsere „Soft Skills".

Und genau dazu sind wir in besonderem Maß fähig, weil unsere soziale Kompetenz und Empathie ebenso stark ausgeprägt sind wie unsere Kreativität und Begeisterungsfähigkeit.

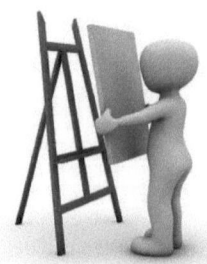

All das aber nur, wenn uns diese Anlage klar ist und wir liebevoll und wertschätzend mit uns selbst umgehen; und wenn wir unser verletztes inneres Kind geheilt haben (wozu du übrigens auf meiner bereits erwähnten Meditations-Seite eine sehr wohltuende Meditation findest).

Denn sonst laufen wir weit mehr als andere Gefahr, auszubrennen.

Darum scheint es mir auch so wichtig, uns dieser Anlage bewusst zu sein. Ich hätte diese Offenbarung gern schon in jungen Jahren bekommen; denn dann hätte ich mir einiges ersparen können.

Nicht zuletzt, weil mir schon früher klar geworden wäre, warum ich als Yang-Frau die längste Zeit keinen besonders guten Zugang zu meiner Weiblichkeit finden konnte.

Daher ist es mir ein großes Anliegen, mein Wissen all jenen Frauen weiterzugeben, die dafür empfänglich sind und auch die Tendenz haben, ihren Mann zu stehen, statt ihre Frau zu leben.

Bist auch du eine ewig Suchende?

Ohne genau zu wissen, wonach?

Und sind für dich Persönlichkeitsentwicklung und Potenzialentfaltung nicht bloß moderne Schlagworte, sondern ein echtes Anliegen?

Dann spricht vieles dafür, dass du eine alleingeborene HSP bist; denn das ist eines der wichtigen Indizien für diese Anlage.

Daher möchte ich dir wärmstens ans Herz legen, dir Zeit für die beiden Tests zu nehmen, die ich dir hier anbiete.

Diese Tests sind anders als das, was du üblicherweise findest – sie sind nicht quantitativ und geben dir keine Prozente an. Sondern sie sind qualitativ und bieten dir weit mehr als bloß die Chance, deine Hochsensibilität und Hochsensitivität, deine Anlage als alleingeborener Zwilling (dank der mit einem Sternchen* markierten Punkte) und als Scanner Persönlichkeit zu erkennen.

Darüber hinaus helfen sie dir, dich selbst neu kennen – und hoffentlich auch schätzen! – zu lernen; indem sie dir viele Aspekte deiner Persönlichkeit bewusst machen, die dir bisher vielleicht entgangen sind.

Teils weil dir diese Besonderheiten noch nicht zugänglich waren; teils weil du einfach nicht hingesehen hast oder sie (bewusst oder unbewusst) verdrängt hast.

Spiele daher immer wieder mit diesen beiden Tests und gestalte dies als Rendezvous mit dir selbst, bei dem du jedes Mal wieder etwas Neues über dich erfährst.

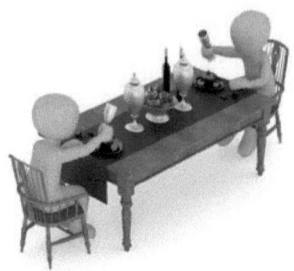

Sieh das Spiel damit als spielerischen Akt der Bewusstseins-Erweiterung, der sich möglichst heilsam gestalten möge!

Beginnen wir mit meinem HSP Test, der dir nicht nur deine Hochsensibilität und Hochsensitivität offenbart, sondern auch deine Anlage als alleingeborener Zwilling – dies in den mit einem Sternchen* markierten Punkten.

Warum das für deine Weiblichkeit wichtig ist, erkläre ich dir im nächsten Kapitel. Einstweilen bitte ich dich einfach, dich auf diesen Test einzulassen.

Mit je mehr Punkten in diesem Test du dich identifizieren kannst, je öfter etwas in dir „ja" sagt oder auch „aha, interessant... das ist mir noch gar nicht aufgefallen, könnte aber durchaus auch für mich zutreffen", desto präsenter ist diese Anlage: und desto dringender möchte sie jetzt offenbart und gelebt werden.

Und wer weiß, vielleicht hat dich deine Seele zu diesem Buch geführt, damit du bewusst hinsiehst und dir dieser Anlage bewusst wirst – weil jetzt das Zeitfenster für diese Offenbarung geöffnet ist.

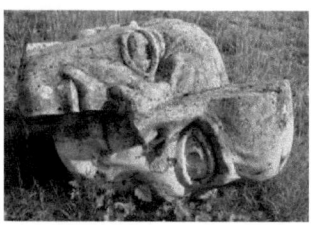

Das freut mich sehr, und ich wünsche dir viele wundervolle Aha-Erlebnisse und einen neuen Zugang zu einer neuen Authentizität; die dir erlaubt, weiter in dich hinein zu wachsen und mehr und mehr von deiner ursprünglichen Weiblichkeit in Besitz zu nehmen.

Ich glaube nämlich nicht, dass du über dich hinaus zu wachsen brauchst – du bist groß genug!

Es reicht, wenn du damit aufhörst, dich selbst kleiner zu machen, als du bist. Aber auch anderen nicht mehr erlaubst, dich klein zu machen.

Dann wirst du ganz organisch in dich hinein wachsen und mehr und mehr von deiner wahren Größe einnehmen – und ich hoffe sehr, dass diese beiden Tests dir dabei helfen.

Mögen sie dich in deiner wunderbaren Einzigartigkeit bestätigen und dir zu mehr Selbstwertschätzung verhelfen! Vor allem aber einen neuen Zugang zu deiner einzigartigen Weiblichkeit eröffnen.

Bin ich eine alleingeborene HSP?

Körperlichkeit / sinnliche Wahrnehmung

Ich bin schmerzempfindlicher als andere.

Und habe eine niedrige Schmerzschwelle.

Was andere als unangenehm empfinden, tut mir weh.

Laute Geräusche setzen mich unter Stress. *

Ich erschrecke sehr leicht. *

Ich hatte schon einmal einen Hörsturz. *

Ich habe bereits Phasen von Tinnitus erlebt. *

Ich leide ich unter unerklärlichen Schwindelgefühlen. *

Ich bin äußerst geruchsempfindlich. *

Ich nehme sehr feine Gerüche und Geschmäcker wahr. *

Ich genieße subtile Sinneseindrücke. *

Oft kann ich nicht richtig durchatmen. *

Ich reagiere stark auf Koffein und Thein.

Ich neige zu Allergien und Unverträglichkeitsreaktionen.

Hunger trübt meine Stimmung und meine Konzentration.

Ich brauche mehr Schlaf als andere.

Ich leide oft unter Schlafstörungen. *

Oft möchte ich in den Schlaf flüchten. *

Ich nehme mehr Feinheiten um mich wahr als andere. *

Es heißt: „Du hörst schon wieder das Gras wachsen!" *

Mein Körper fühlt sich irgendwie fremd an. *

Die eine Körperseite fühlt sich zuweilen wie tot an. *

Ich habe oft ein Taubheitsgefühl in einer Extremität. *

Ich leide phasenweise unter chronischer Müdigkeit. *

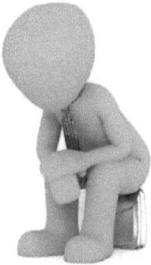

Früher war mein Blutdruck niedrig, nun ist er zu hoch. *
Ich leide unter starken Menstruationsschmerzen. *
Ich hatte bereits eine Fehlgeburt. *
Ich gerate immer wieder in Todesnähe / Todesgefahr. *
Ich habe einen schweren Unfall nur knapp überlebt. *
Ich habe schon eine schwere Krankheit überlebt. *
Es wurde ein Loch in meiner Aura festgestellt. *

Psychisch / seelisch

Meine Gefühle sind sehr intensiv. *
Ich bin extrem empathisch. *
Als Kind galt ich als „Mimose". *
Ich habe viel geweint. *
Und war sehr zurückgezogen. *
Ich habe lieber allein gespielt. *
Und war oft ganz und gar versunken in meinem Spiel. *
Oft hieß es: „Träum nicht schon wieder!". *
Ich führte oft Gespräche mit Phantasiegestalten. *
Aber niemand hat mich ernst genommen. *

Also habe ich geschwiegen. *
Ich kann mich kaum noch an meine Kindheit erinnern. *
Ich träume sehr lebhaft und intensiv. *
Ich erfinde gern Liebe-Geschichten mit Happy End. *
Mein Innenleben ist besonders reich und komplex. *
Musik – vor allem romantische – bewegt mich tief. *

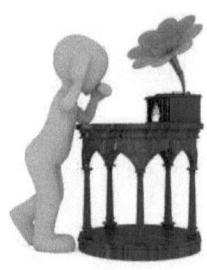

Ich bin ein besonders aufrichtiger Mensch.
Ich bin ein Alles-oder-nichts-Mensch.
Gerechtigkeit ist mir sehr wichtig. *
Stimmungen anderer beeinträchtigen mich sehr. *
Ich fühle mich einsam – auch unter Menschen. *
Einsamkeit ist wie ein Lebensthema. *
Ich habe immer das Gefühl, etwas / jemand fehlt mir. *
Ich fühle mich unvollständig. *
Ich bin nicht gern allein, sondern lieber zu zweit. *
Ich fühle mich anders als andere. *
Ich gehöre auch in meiner Familie nicht wirklich dazu. *
Ich habe das Gefühl, ich bin nicht richtig. *
Manchmal glaube ich, hier falsch gelandet zu sein. *
Ich neige zu Depressionen. *

Der Gedanke an Suizid ist mir nicht fremd. *
Ich habe immer wieder Sehnsucht „nach drüben". *
Ich fürchte mich in der Dunkelheit. *
Nachts habe ich oft Angst bis hin zu Panikattacken. *
Ich leide unter unerklärlichen Schuldgefühlen. *
Ich muss mir meinen Platz auf der Erde erst verdienen. *
Mein Selbstwertgefühl ist sehr schlecht ausgeprägt. *
Ich fühle mich nie unbeschwert. *
Mein Leben ist schwer, mühsam und anstrengend. *
Ich wünsche mir mehr Leichtigkeit. *
Ich frage mich, warum ich leide, wo andere nicht leiden. *
Da ist immer so eine Grundtraurigkeit und Melancholie. *
Ich habe oft ein unerklärliches Sinnlosigkeitsgefühl. *
Ich resigniere leicht. *
Ich leide sehr unter Sorgen um geliebte Menschen. *
Ich spiele gedanklich oft in Worst Case Szenarien. *
Ich glaube, ich muss Katastrophen vermeiden. *
Ich möchte allen helfen, sie retten. *

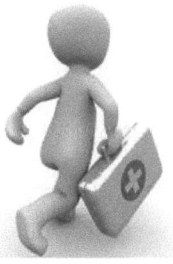

Da ist das Gefühl, ich lebe gar nicht wirklich. *
Ich warte ständig, ohne zu wissen, worauf. *

Ich fühle mich innerlich getrieben. *
Ich bin kaum je mit mir zufrieden. *
Ich kritisiere mich selbst sehr viel und streng. *
Meine Anforderungen an mich selbst sind extrem hoch. *
Ich bin ewig auf der Suche, und weiß gar nicht, wonach. *
Ich habe schon verschiedene Therapien durchgemacht. *
Oft habe ich das Gefühl, ich laufe vor mir selbst davon. *
Ich fühle mich unverstanden in meinem Schmerz. *
Ich verstehe mich selbst oft nicht. *
Ich habe stark das Bedürfnis nach Kontrolle. *
Vor allem mich selbst will ich kontrollieren. *
Ich mag keine Überraschungen. *
Spontan zu sein, fällt mir sehr schwer. *
Ich spiele das, was ich tun muss, gedanklich durch. *
Weil ich gern auf alle Eventualitäten vorbereitet bin. *

Beruf

Ich bin in einem helfenden / heilenden Beruf. *
Ich habe ein starkes Helfer-Syndrom. *
Ich kann andere gut aufrichten, mich selbst aber kaum. *
Oft fühle ich mich ausgelaugt und niedergeschlagen. *
Wenn ich nicht helfen kann, habe ich Schuldgefühle. *
Ich mag Berufe, in denen ich andere berühren kann. *
Generell scheine ich stressanfälliger zu sein als andere. *
Ich fühle mich ständig im Überlebensmodus. *
Vor allem Zeitdruck setzt mich massiv unter Druck.

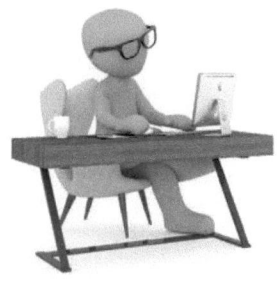

Mehrere Dinge gleichzeitig zu erledigen, stresst mich.
Multitasking ist nicht gerade meine Stärke.
Ich erledige alles sehr genau.
Ich habe immer wieder Angst, Wichtiges zu vergessen. *
Ich bin besonders gewissenhaft. *
Ich tendiere zu Perfektionismus. *
Ich muss zumindest doppelt so gut sein als andere. *
Unter Druck werde ich verwirrt und fahrig. *
Oft bin ich unkonzentriert. *
Ich setze immer sehr hohe Ansprüche an mich selbst. *
Ich habe Angst, Fehler zu machen. *
Es macht mich nervös, beobachtet zu werden. *
Ich habe große Angst vor Kritik. *
Ich fürchte mich vor Bewertung und Verurteilung. *
Ich habe ständig Angst, zu versagen. *
Ich glaube oft, es nicht richtig machen zu können. *
Ich bin nicht gut genug. *
Unter Konkurrenz fürchte ich, schlechter zu sein. *
Wenn um mich herum viel los ist, reagiere ich gereizt.
Ich ärgere mich sehr über meine Fehler. *

Ich habe oft das Gefühl, es allein nicht zu schaffen. *

Bei beruflicher Konkurrenz stecke ich zurück. *

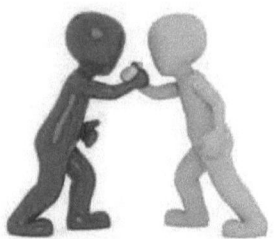

Ich möchte anderen nicht zu viel Platz wegnehmen. *

Finanziell habe ich gerade genug zum Überleben. *

Ich leide oft unter finanziellen Engpässen. *

Ich stehe nicht wirklich mit beiden Beinen im Leben. *

Ich bin außerordentlich vielseitig. *

Ich habe viel Phantasie. *

Es heißt, ich sei kreativ. *

Ich gehe mehreren Berufen gleichzeitig nach. *

Ich habe viele Begabungen*

Setze aber die meisten nicht um. *

Es gab mehrere berufliche Misserfolge. *

Ich bin schon oft in meinem Streben gescheitert. *

Ich glaube, ich stehe mir selbst im Weg. *

Ich sabotiere meinen eigenen Erfolg. *

Ich habe das Gefühl, ich habe Erfolg nicht verdient. *

Nach erfolgreichen Phasen kommen Rückschläge. *

Ich lebe nicht das Leben, nach dem ich mich sehne. *

Ich kann mich schwer entscheiden. *

Ich habe Angst, Wichtiges auszuschließen. *

Ich wäge ab und erkenne in beiden Wegen den Wert. *
Ich kaufe von allem 2. *
Ich habe einen extremen Wunsch nach Symmetrie. *

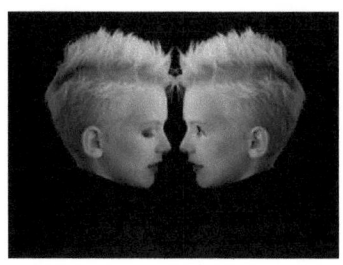

Soziales Umfeld

Ich bin extrem empathisch. *
Ich kann mich nicht gut abgrenzen. *
Ich bin ein Magnet für Arme, Verlorene und Leidende. *
Veränderungen beunruhigen mich sehr. *
Harmonie ist mir sehr wichtig – im Außen und im Innen. *
Ich schlichte gern, wenn es Streit gibt. *
Ich möchte immer ausgleichen. *
Dabei vergesse ich mich selbst. *
Ich bringe andere gern zusammen. *
Ich glaube, ich kann gut zuhören. *
Ich helfe anderen gern. *
Ich möchte wertvoll sein. *
Ich hätte gern mehr Wertschätzung und Anerkennung. *
Aber ich kann sie nicht gut annehmen. *
Oft fühle ich mich, als würde ich eine Tarnkappe tragen. *
Ich fühle mich von anderen nicht wahrgenommen. *

Ich stehe nicht gern im Mittelpunkt. *
Aber ich möchte beachtet und geachtet werden. *
Ich muss mir Beachtung hart erkämpfen. *
Ich habe Angst, ausgeschlossen zu werden. *
Ich habe große Angst vor Zurückweisung. *
Ich wurde schon gemobbt oder gebosst. *
Ich meide Aufregungen und emotionale Überforderung. *
Ich mag keine Filme mit Gewalt- und Horrorszenen. *
Bei Hollywood Happy Ends schwinge ich stark mit. *
Small Talk ist nichts für mich. *
Ich mag ernsthafte und tiefe Gespräche. *

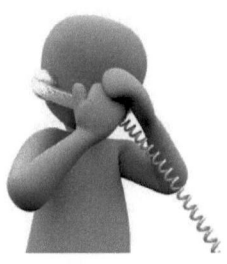

Freunde meinen, ich hätte die Tendenz zum „Kleben". *
Ich mag Kommunikation, bei der ich Neues lerne. *
In Freundschaften mag ich Qualität lieber als Quantität. *
Oberflächliche Freundschaften interessieren mich nicht. *
Wenn ich entspannt bin, lache ich auch gern. *
Ich möchte ein guter Mensch sein. *
Ich will die Welt in einem besseren Zustand verlassen. *
Ich nehme wie ein Schwamm alles um mich herum auf. *
Ein Haustier zu verlieren tut extrem weh. *

Liebe / Beziehungen

Ich liebe mehr und tiefer als andere. *

Vor allem meine erste Liebe war extrem (fast zu) stark. *

In der Liebe suche ich das Große, Ideale. *

Banale Beziehungen interessieren mich nicht. *

Ich verliebe mich leicht und sehr intensiv. *

Ich habe Sehnsucht nach Nähe, Innigkeit und Intimität. *

Aber ich kenne auch die Angst vor Nähe. *

Ich bin sehr berührungshungrig. *

Ich brauche viel Zärtlichkeit und gebe sie auch gern. *

Mein Wunsch nach Geborgenheit ist stark. *

Ich möchte meinem Du ganz nahe sein. *

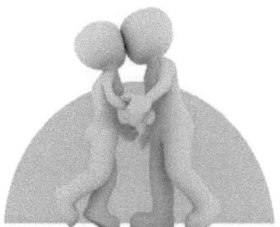

Ich möchte mit meinem Du verschmelzen und eins sein. *

In körperlicher Nähe fühle ich mich daheim. *

Mein Du ist wie eine Verlängerung von mir selbst. *

Ich habe intensiven Wunsch, in Kontakt zu bleiben. *

Es fällt mir sehr schwer, loszulassen. *

Ich lebe gern in Symbiose. *

24 Stunden Gemeinsamkeit ist für mich ok. *

Ich gebe meist mehr, als ich zurückbekomme. *

Ich hatte schon Beziehungen mit Süchtigen. *

Ich erlebe immer wieder Co-Abhängigkeit. *
Ich bin leicht zu manipulieren. *
Ich möchte alles richtig machen. *
Ich habe ständig Angst, mein Du zu verlieren. *
Ich wage nicht, mich in mein Glück zu entspannen. *
Aus Angst, verlassen zu werden, verlasse ich selbst. *
Ich habe große Angst, enttäuscht zu werden. *
Ich habe Angst, andere zu enttäuschen. *
Ich habe oft unerfüllte / unerfüllbare Lieben erlebt. *
Ich liebe immer wieder einseitig. *
Ich erlebe immer wieder Fernbeziehungen. *
Es gab in meinem Leben immer wieder Partnerwechsel. *
Es fällt mir schwer, mich abzugrenzen. *
Ich lasse mich leicht vereinnahmen. *
Ich kann nicht gut „nein" sagen. *
Ich muss liebenswert sein, um Liebe zu verdienen. *
Ich kann mich nicht gut durchsetzen. *
Ich wage kaum, Raum für mich zu fordern. *
Ich habe extreme Angst vor Liebesentzug. *
Ich bin sehr eifersüchtig. *
Den Tod eines Nahestehenden ertrage ich kaum. *
Ich habe generell Angst um meine Lieben. *
Abschiednehmen tut so weh. *
Bahnhöfe sind ein Horror für mich. *
Liebe wird oft zu platonischer Freundschaft. *
Ich schlafe besser zu zweit. *

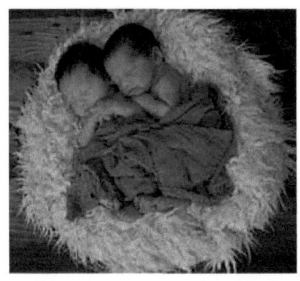

Allein schlafend mag ich mein Seitenschläfer-Kissen .*

Ich suche nach der idealen, perfekten andere Hälfte. *

In meiner Beziehung brauche ich Harmonie. *

Konflikte mit meinem Du halte ich kaum aus. *

Gutes ist für mich erst gut, wenn ich es teilen kann. *

Als Frau verstecke ich meine Weiblichkeit. *

Und habe die Tendenz, „meinen Mann zu stehen". *

Weil ich einen Zwillingsbruder verloren habe. *

Und sein versäumtes Leben für ihn leben möchte. *

Ich habe homosexuelle Tendenzen *

***

Befasse dich immer wieder mit diesem Test, denn er wird dir immer wieder neue Aha-Erlebnisse vermitteln; und dich dir selbst immer näher bringen!

Alleingeburt und Weiblichkeit?

Warum habe ich dieses Thema hier aufgenommen?

Fragst du dich das gerade?

Nun, ich habe mit meinem lange Zeit vergeblichen Wunsch, „endlich nicht mehr meinen Mann zu stehen", sondern „meine Frau zu leben" begonnen.

Und ich höre Ähnliches immer wieder auch von Leserinnen meiner Bücher und Frauen in meinen Seminaren und Beratungen.

Daher möchte ich das, was ich als enorm hilfreich für die Lösung meines eigenen Dilemmas erkannt habe, mit dir teilen – in der Annahme, dass es auch für dich wertvoll sein kann.

Wie ich bereits erwähnt habe, habe ich nicht nur einen Zwillingsbruder verloren, sondern gleich zwei Drillingsbrüder. So erklärt sich für mich meine starke Yang-Prägung.

Denn einer unserer Charakterzüge als Alleingeborene ist, dass wir das scheinbar versäumte Leben unsere scheinbar verlorenen Mehrlinge für diese mit leben wollen.

Ich schreibe „scheinbar" versäumt und „scheinbar" verloren, weil das offenbar nicht stimmt.

Denn einerseits geht es bei dieser Anlage darum, dass ein Mehrling (oder mehrere) den zur Welt kommenden Mehrling nur ins Leben begleiten möchte.

Es also nicht darum geht, dass er (oder sie) tatsächlich geboren wird (oder werden), weil das im Seelenplan nicht vorgesehen ist.

Andererseits sind unsere früh heimgekehrten Mehrlinge nicht wirklich verloren, weil wir jederzeit Kontakt mit ihnen aufnehmen können: in der Meditation oder auch im verbalen Kontakt über den (her bereits beschriebenen) „Dialog der Hände".

Und genau diesen möchte ich dir nun wärmstens ans Herz legen.

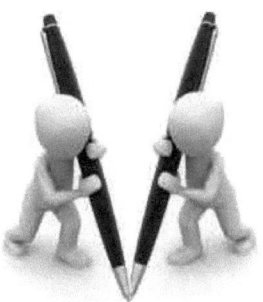

„Dialog der Hände" mit deinem Zwilling.

Schreibe deinem „verlorenen" Zwilling mit deiner rechten (dominanten) Hand alles, was du einem lange Zeit verschollenen und endlich wiedergefundenen Geschwister sagen würdest!

Du kannst ihm aber natürlich auch alle Fragen stellen, die du am Herzen hast.

Und dann lass ihn dir über deine linke Hand antworten!

Und wundere dich über die wunderschönen, aufbauenden und tröstlichen Antworten, die du bekommst!

Erfahrungsgemäß wird er dir versichern, dass du keineswegs die Schuld an seiner frühen Heimkehr trägst; du daher deine Schulgefühle ein für alle Male loslassen kannst.

Aber auch dass du wertvoll bist und dich von nun an auf dich und deine Lebensaufgabe fokussieren solltest. Du brauchst sein scheinbar versäumtes Leben nicht für ihn zu leben, denn er hat es nicht versäumt.

Im Grunde ist es ganz einfach. Stell dir bloß vor, du wärst der Mehrling, der sein zur Geburt kommendes Geschwister nur ins Leben begleiten möchte!

Und dann frage dich, was du dir für deinen auf die Welt gekommenen Bruder oder deine Schwester wünschen würdest!

Doch nur das Allerbeste, nicht wahr?

Und genau das wünscht sich auch dein jenseitiger Zwilling. Genau wie deine Drillinge, wenn du ursprünglich zu dritt warst. Oder deine Vierlinge, wenn ihr als Kleeblatt inkarniert seid. Eure Verbindung bleibt bestehen.

Und jetzt überlege, wie es sich auswirkt, wenn du als Frau das „versäumte" Leben deines „verlorenen" Zwillingsbruders für ihn mit lebst!

Du wirst vermutlich eine stärkere Yang-Note haben als eine Frau, die als Einling geboren wurde oder eine Zwillingsschwester verloren hat.

Und wenn du die erste Zeit deines Lebens gar mit zwei Drillingsbrüdern verbracht hast, dann wirst du noch mehr Yang-Energie in dir haben. Und wirst daher umso mehr die Tendenz haben, als Frau „deinen Mann zu stehen".

Aber genau das ist dann wohl auch deine Lebensaufgabe, denn diese Konstellation ist natürlich kein Zufall. Sondern offenbar wollte deine Seele dir genau diese Erfahrung ermöglichen.

Daher gehe ich davon aus, dass du genauso, wie du bist, ideal und richtig und gut bist.

Dennoch finde ich es wertvoll und wichtig, die hier wirksamen Mechanismen zu erkennen; dir also bewusst zu werden, warum du so „männlich" agierst und reagierst.

Um dann aber sofort Frieden zu schließen mit deinem So-Sein.

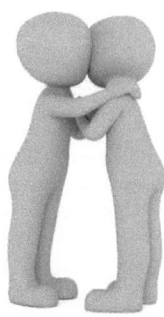

Und dass das gar nicht so leicht ist – auch dann nicht, wenn einem die Ursache für diese spezielle Prägung bereits klar ist –, weiß ich aus eigener Erfahrung.

Daher möchte ich dir wirklich ans Herz legen: erkenne den Sinn hinter dieser Anlage und dann nimm dich so an, wie du bist!

Wie ich anfangs bereits erwähnt habe, leben wir in einer Zeit, in der die Grenzen zwischen den Geschlechtern und den Geschlechterrollen fließender werden.

Ich weiß nicht, ob das wissenschaftlich nachweisbar ist, aber ich habe das Gefühl, dass es mehr und mehr Menschen gibt, die sich in ihrem Körper nicht daheim, nicht richtig, nicht stimmig fühlen.

Könnte die Ursache für diese inneren Ambivalenzen nicht im Verlust eines Zwillings oder mehrerer Mehrlinge liegen?

Für mich wäre das plausibel.

Und das spricht natürlich nicht gegen die operative „Korrektur" der gefühlten Unstimmigkeit jener, für die das wichtig ist.

Aber wer weiß, vielleicht ersparen sich manche eine solche, wenn ihnen die Ursache dieses quälenden „Falschheits"-Gefühls klar wird?

Wer weiß, wie viele Transgender-Menschen mit einer solchen Einsicht Frieden finden könnten?

Jedenfalls möchte ich all jenen, die unter einem solchen Unstimmigkeits-Gefühl leiden, den „Dialog der Hände" ans Herz legen. Vielleicht zuerst mit ihrem Herzen, denn ihr Herz – als Sprachrohr für ihre Seele – wird ihnen klare Antworten geben auf Fragen wie:

„Habe ich einen Zwilling verloren?"

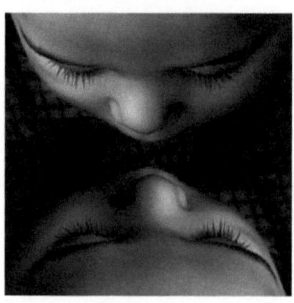

„Oder habe ich sogar Drillinge verloren?"

Und wenn da ein Ja kommt, dann würde ich sofort verbalen Kontakt mit meinem Mehrling oder meinen Mehrlingen aufnehmen.

Daraus kann sich eine wunderschöne und sehr wohltuende und auf allen Ebenen heilsame Brieffreundschaft entwickeln.

Das kannst du mir glauben, oder aber du öffnest dich dieser Idee und gönnst dir diese Erfahrung selbst.

Mach das jedenfalls, wenn du die Tendenz hast, als Frau allzu sehr „deinen Mann zu stehen" und dich männlicher zu verhalten, als du selbst möchtest – und man es von dir erwartet.

Das Ergebnis wird nicht sein, dass du deinen Charakter veränderst, denn du bist so, wie du bist, gut und richtig. Und ich denke, ich kann das gar nicht oft genug wiederholen; weil ich weiß, wie leicht wir an dieser Tatsache zweifeln.

Sondern das Ergebnis wird hoffentlich sein, dass du Frieden schließt mit deinem So-Sein; dich aber zukünftig mehr auf dein eigenes Leben fokussierst; und dich auf die Suche nach deinem ureigensten Potenzial machst.

Ich möchte nichts von all dem, was ich für meine beiden Drillingsbrüder gelernt, erlebt und erfahren habe, missen. Aber es fühlt sich sehr gut an, mich nun mehr und mehr auf meine eigenen Stärken, Anlagen und Talente zu besinnen; und diese mit langsam erwachender Selbstwertschätzung zu entfalten.

Und genau das möchte ich auch dir ans Herz legen.

Finde im „Dialog der Hände" und vielleicht auch auf meditativem Weg heraus, was von all dem, was du bisher gelebt hast, aus dem Versuch entstanden ist, es für deinen Bruder oder deine Brüder zu leben.

Dann finde im nächsten Schritt heraus, was von all dem, was du bist und hast und kannst, mehr dir als einzigartigem weiblichen Wesen entspricht – und wende dich vor allem diesen Potenzialen zu.

Keineswegs in dem Gefühl, du hättest bisher ein falsches Leben gelebt. Sondern in der Gewissheit, dass all das so sein sollte, wie es war. Aber nun DU an der Reihe bist.

Denn nun gilt es, das ganz besonders Geschenk, das du bist, zu erkennen, auszupacken und der Welt – und dir selbst – darzubringen.

Bin ich eine Scanner Persönlichkeit?

Zu diesem Geschenk gehört noch eine weitere Anlage, auf die ich in diesem Kapitel näher eingehen möchte; weil sie eng mit dem Phänomen der Alleingeburt verbunden ist.

Meiner Erfahrung nach resultiert sie aus unserer Tendenz, das scheinbar versäumte Leben unserer früh heimgekehrter Mehrlinge für sie mit zu leben. Und ist daher umso ausgeprägter, je mehr wir ursprünglich waren.

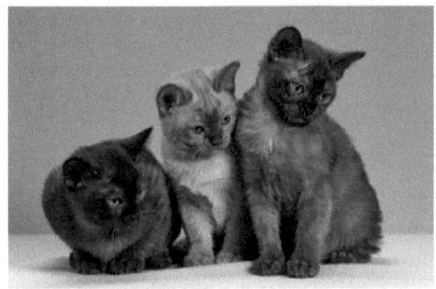

Die Anlage der Scanner Persönlichkeit ist natürlich nicht neu; nur der Begriff ist noch recht jung.

Er stammt von der amerikanischen Autorin Barbara Sher und spricht jene Vielbegabten an, die früher als „Renaissance Menschen" bezeichnet wurden – mit Hinweis auf das Universalgenie Leonardo da Vinci; der wohl auch damals nicht der einzige Tausendsassa gewesen sein dürfte.

Aber der Begriff wird immer bekannter – und die Anlage meiner Erfahrung nach auch häufiger. Und wenn du dich für dieses Buch entschieden hast, gehe ich stark davon aus, dass auch du davon betroffen bist.

Ebenso wie von den beiden anderen Anlagen, die wir bereits bespielt haben.

Mir selbst ist seit meiner frühen Kindheit bewusst, dass ich mich nie als eindimensionale Spezialistin empfunden habe, sondern immer schon extrem vielseitig interessiert und wohl auch in vielen unterschiedlichen Bereichen begabt war.

Allerdings habe ich mir mit dieser Anlage alles andere als leicht getan. Denn als bunter Schmetterling wurde ich in unserem Kulturkreis – wo es ja immer wieder heißt: „Schuster bleib bei deinem Leisten!" – mehr kritisiert als wertgeschätzt.

So warf mir ein Personalchef eher verächtlich an den Kopf, er würde mich mit meinem Lebenslauf nie und nimmer einstellen. Dabei hatte er nur wenige Einblicke in meine Vita, die auch damals schon weit bunter war, als ihm bewusst war. In der Zwischenzeit sind noch einige Berufe und Berufungen hinzugekommen.

In diesem Gespräch ging es um eine Ausstellung meiner Bilder in seinen Büroräumlichkeiten; und er meinte, naja, als Künstlerin dürfe ich so „verrückt" sein. Aber für einen Bürojob käme ich für ihn niemals in Frage.

Was übrigens für mich auch nie in Frage gekommen wäre; denn ein solcher ist kaum denkbar für eine ausgeprägte Scanner Persönlichkeit.

Wofür ich damals noch keine Bezeichnung hatte; aber klar ist mir diese Anlage seit meiner frühen Kindheit.

Wie sieht das bei dir aus?

Wie sesshaft bist du in deinem Berufsleben?

Wie geht es dir bei der Vorstellung eines 35 Jahres Firmenjubiläums?

35 Jahre lang dieselbe Arbeit im selben Unternehmen?

Fühlt sich das für dich eher nach Geborgenheit an?

Nach wohltuender Sicherheit und einem entspannten Dasein?

Oder kannst du dich mit meiner Abwehrreaktion identifizieren?

Wie lang ist die Aufzählung deiner bisherigen Arbeitgeber?

Geht sie sich in einem kurzen Absatz aus?

Oder füllt sie auch Seiten mit spannender Diversität?

In wie vielen unterschiedlichen Berufen hast du dich schon eingebracht?

Wenn auch du eher der bunte Schmetterling bist, der gern von Berufs-Blüte zu Berufs-Blüte flattert, dann möchte ich dir meinen Scanner Persönlichkeit Test ans Herz legen.

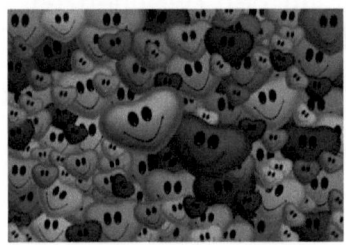

Als Scannerin liebst du vermutlich die vertiefte Innenschau und wirst dich dank all meiner Fragen wieder ein Stück besser kennen – und hoffentlich auch schätzen – lernen.

Aber auch wenn du eher sesshaft bist und dich schon auf dein 35. Firmenjubiläum freust, könnte dieser Test wertvoll sein für dich. Denn wenn du hier gelandet bist, dann sehe ich das als Signal deiner Seele, dem du folgen solltest.

Wer weiß, vielleicht ist dein Partner ein Scanner und du lernst ihn dank dieses Tests etwas besser kennen.

Oder vielleicht ist dein Kind ein kleines Universalgenie und dieser Scanner Persönlichkeit Test möchte dir helfen, deinen Sprössling besser zu verstehen und besser mit dem bunten Persönchen umzugehen.

Dann freue ich mich, wenn du über meinen Test etwas mehr Verständnis gewinnst; denn Verständnis setzt meiner Ansicht nach Verstehen voraus.

Aber ich hoffe auch, dass du mehr Verständnis für dein inneres Kind gewinnst und deine eigene Kindheit in einem neuen Licht betrachten kannst. Und darf dir bei dieser Gelegenheit nochmal meine „Inneres Kind" Meditation ans Herz legen.

Was genau ist eine Scanner Persönlichkeit?

Wenn du die Fragen in diesem Test liest, dann wird sich für dich ein Bild zu dieser speziellen – vielleicht deiner eigenen – Anlage ergeben.

Wobei ich natürlich keineswegs den Anspruch erhebe, alle Charaktereigenschaften einer Scannerin erschöpfend abgedeckt zu haben. Denn die Beschreibung einer Scanner Persönlichkeit mag ähnlich sein wie die nach oben hin offene Richterskala für Erdbeben.

Vielleicht ist gerade das ein Kennzeichen für uns: nach oben hin offen oder auch ewig unvollendet. Nicht zuletzt, weil wir Scannerinnen extrem entwicklungsfreudig sind und uns daher ununterbrochen und meist eher rasch weiterentwickeln.

Dabei entdecken wir immer wieder neue Züge an uns und haben den Impuls, sie zeitnah zu entfalten.

Daher schien mir diese Fragensammlung ein adäquaterer Zugang zu unserer Anlage zu sein als eine gewöhnliche Liste.

Dieser Test steckt dich nicht in eine Schublade; sondern hilft dir, dich so anzunehmen, wie du bist – in deiner ganz besonderen und wundervollen Komplexität und Vielschichtigkeit.

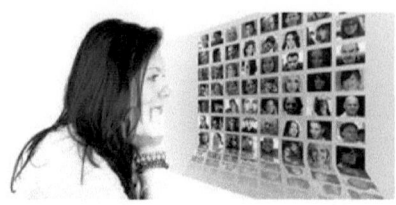

Wie profitierst du am meisten aus dem Spiel mit den folgenden Fragen?

Indem du zu jeder Frage zumindest ein Beispiel (besser mehrere, um das Bild abzurunden) aus deinem Leben findest und notierst; am besten wieder unter Miteinbeziehung beider Hände.

Weil auch hier deine linke Hand dir vermutlich andere Inhalte bieten wird.

Denn damit bleibt das nicht bloß bei einem Aha-Erlebnis im Kopf, sondern du erfüllst die verschiedenen Punkte in diesem Test mit Lebenssaft; hauchst ihnen quasi Leben ein und kannst dich weit besser damit identifizieren.

Sieh auch das Spiel mit diesem Test wie ein anregendes Rendezvous mit dir selbst.

Also so als würdest du einen Menschen treffen, der dir zwar durchaus vertraut ist; den du aber eine Weile nicht gesehen hast.

Und weil in der Zwischenzeit vieles passiert ist, habt ihr einander eine Menge zu erzählen; und hört einander interessiert zu.

Oder so, als würdest du dein Lebensmosaik bauen, bei dem jeder Stein wichtig ist und zum Gesamtbild beiträgt.

Hier sind also meine Fragen:

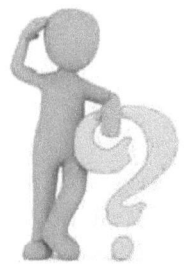

Kennst du diese unersättliche kindliche Neugierde?

Bist du besonders lernbegierig?

Und extrem vielseitig interessiert?

Dabei aber eher autodidaktisch?

Saugst du Wissen, das dich interessiert, auf wie ein Schwamm?

Bist du extrem aufmerksam, sodass dir Dinge auffallen, die andere gar nicht bemerken?

Sind deine Antennen stets auf Empfang eingestellt?

Brauchst du ständig viel Input und unterschiedliche Eindrücke?

Liebst du Aha-Erlebnisse?

Könnte man sagen, du bist lebenshungrig und frisst das Leben geradezu?

Liebst du die Erregung?

Und suchst nach intensiven Reizen?

Erlebst du Emotionen besonders intensiv?

Leidest du unter Stimmungsschwankungen?

Unter diesem „himmelhoch jauchzend und zu Tode betrübt"?

Reist du gern in fremde Länder?

Bist du ständig auf der Suche nach Neuem, Unbekanntem?

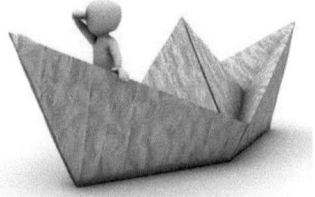

Verliebst du dich leicht?

In Menschen aber auch in Ideen und neue Projekte?

Manchmal sogar ins Leben?

Liebst du es zu lesen?

Und liest immer mehrere Bücher gleichzeitig?

Hast daher einen breit gefächerten Wissensschatz?

Könntest du dich nie für ein Inselbuch entscheiden?

Bist du ständige am Hinterfragen?

Hast stets das große Warum auf den Lippen?

Ist Selbstfindung für dich ein wichtiges Thema?

Sowie stetige Persönlichkeitsentfaltung?

Und Bewusstseinserweiterung?

Aber natürlich auch Selbstverwirklichung?

Bist du psychologisch interessiert?

Suchst du stets nach dem Sinn hinter allem?

Vor allem nach dem Sinn des Lebens?

Bist also auch an Philosophie interessiert?

Liebst du gedankliche Herausforderungen?

Beispielsweise knifflige Rätsel?

Löst du gern komplexe Problemstellungen?

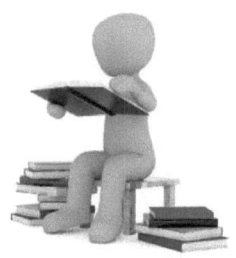

Dies aber lieber allein und auf deine sehr persönliche Art und Weise?

Bist du in deinem Denken eher unabhängig?

Ist dein Geist sehr aufmerksam und kritisch?

Beobachtest du gern?

Denkst du sehr eigenständig?

Verhältst du dich eher unkonventionell?

Fühlst du dich oft unverstanden?

Bist du besonders begeisterungsfähig?

Sowohl selbst leicht zu entflammen?

Als auch unwiderstehlich mitreißend für andere – zumindest andere Scannerinnen?

Würdest du dich generell als leidenschaftlichen Menschen bezeichnen?

Warst du schon als Kind der Forscher, der alles erkunden wollte?

Denkst du sehr assoziativ?

Sind deine Gedankengänge komplexer als die anderer?

Verstehst du aber dennoch die Zusammenhänge oft rasch?

Hast du guten Zugang zu deiner Intuition?

Triffst du deine Entscheidungen vor allem aus dem Bauch?

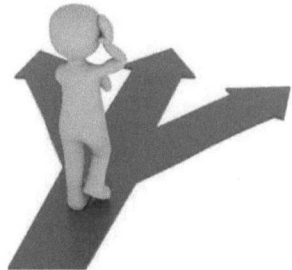

Verabscheust du Routine?

Brauchst du vor allem im Beruf viel Abwechslung?

Suchst du spannende Herausforderungen – solche, die dich fordern aber nicht überfordern?

Tust du dir oft schwer mit Konsequenz und Disziplin?

Fällt es dir schwer, dich nur auf eine Lieblingsmusik zu beschränken?

Oder auf ein Lieblingsessen?

Erträgst du Langeweile nicht?

Vor allem keine langweiligen Menschen?

Hast du sehr unterschiedliche Freundschaften?

Kannst du andere gut motivieren?

Und aufbauen?

Fällt es dir schwer, im Team zu arbeiten?

Lehnst du es ab, dich unterordnen zu müssen?

Tust du dir schwer mit Autorität?

Brauchst du ebenso flexible Gesprächspartner?

Und schaltest du im Gespräch oft um?

So dass andere oft gar nicht nachkommen?

Lebst du sehr eigenständig?

Bist du in jeder Hinsicht individualistisch?

Schlägt dein Lebenslauf oftmals Haken?

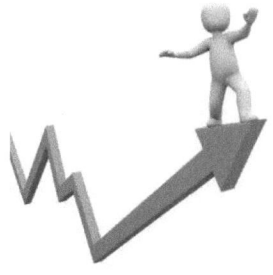

Änderst du deine Interessen oft aus heiterem Himmel?

Demotiviert dich alles, was irgendwie 08:15 ist?

Hast du schon einige Berufswechsel erlebt?

Und Studienabbrüche?

Oder Richtungswechsel?

Brauchst du vor allem auch in deiner Freizeit Abwechslung?

Hast du verschiedene Sportgeräte daheim?

Hast du immer mehrere Ziele gleichzeitig vor Augen?

Nimmst du dir oft zu vieles auf einmal vor?

Denkst du oft, du bräuchtest mehrere Leben?

Und dein Tag müsste zumindest doppelt so viele Stunden haben?

Besser noch mehr?

Kennst du dieses „das geht sich alles nicht mehr aus"?

Leidest du oft an Zeitmangel?

Erwartest du mehr vom Leben als der Durchschnittsmensch?

Bist du ein Blitzstarter?

Spontan und oft auch impulsiv?

Tust dir aber schwer, allzu lang bei einer Sache zu bleiben?

Überfordert dich der graue Alltag?

Schwelgst du gern in deiner Vorstellungswelt?

Bist du hochkreativ?

Und hast eine blühende Phantasie?

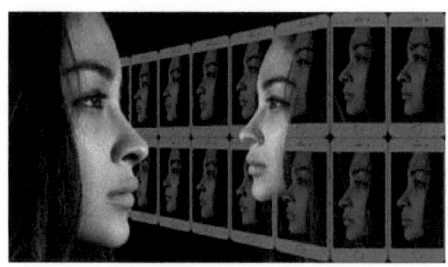

Wie sieht das alles bei dir aus?

Erkennst du dich in manchen meiner Beschreibungen wieder?

Vielleicht sogar in mehreren?

Dann bist wohl auch du eine Scanner Persönlichkeit und solltest deine Vielseitigkeit wertschätzen und bewusst in deine Lebensgestaltung miteinbeziehen.

Denn so wie es neben Puzzles mit 30 Steinen auch solche mit 3000 Steinen gibt – und keines schöner oder besser ist als das andere –, so gibt es neben den Spezialisten auch Scanner Persönlichkeiten.

Die Welt braucht beide Anlagen, weil wir einander in unseren Stärken und Schwächen ergänzen. Aber dafür ist es wichtig, die eigene Anlage zu kennen, um das Beste daraus machen zu können.

Nimm dir also Zeit für die beiden Tests, die ich dir hier anbiete, und gönne dir dieses anregende Rendezvous mit dir selbst immer wieder!

Das ist keine narzisstische Nabelschau, sondern ein wichtiger Akt der Bewusstseinserweiterung. Und Selbstverwirklichung setzt Selbsterkenntnis voraus – du kannst dein Potenzial erst entfalten, wenn du dir dessen bewusst bist.

Deine Lebensaufgabe ist es, das Geschenk, das du für diese Welt bist, zu erkennen, um es auspacken und darbringen zu können. Und es ist ganz wichtig, dass du dich dessen als wert erachtest – was für uns Frauen oft gar nicht leicht ist, weil wir die Tendenz haben, andere wichtiger zu nehmen als uns selbst.

Und das gilt besonders, wenn wir hochsensible und hochsensitive Alleingeborene sind; denn dann sind wir vom ersten Moment unserer Inkarnation auf ein Wir programmiert und nehmen uns und unsere Ansprüche fast automatisch zurück.

Kommt dir das bekannt vor?

Dann freue dich darauf, einem interessanten und spannenden Menschen zu begegnen: DIR SELBST und erlaube dir, dich für dich selbst zu begeistern!

Neue Selbstwahrnehmung

Nun kommen wir langsam zum Ende dieses Buches und da möchte ich einige Fragen, die ich dir in ähnlicher Form bereits empfohlen habe, noch einmal aufgreifen.

Erinnerst du dich an meine Unterscheidung?

Bewusstsein bedeutet nicht unbedingt Bewusstheit. Du kannst bei Bewusstsein sein, ohne in deiner Bewusstheit zu sein.

Und um tatsächlich deine Frau zu leben und nicht immer wieder in die Tendenz zurückzufallen, deinen Mann zu stehen – auch und vor allem dann wenn du eine Yang-Frau bist! –, brauchst du volle Bewusstheit. Das ist zumindest meine Erfahrung.

Daher möchte ich dich noch einmal auf die Wichtigkeit deiner Selbstwahrnehmung hinweisen.

Frage dich also – und nimm wahr, ob sich in den letzten Stunden, Tagen oder Wochen etwas verändert hat.

Wie fühlst du dich jetzt am Ende dieses Buches, wenn du dich selbst lebst?

Wie genau fühlt es sich an, voll und ganz deine einzigartige Weiblichkeit zu leben?

Was tust du, wenn du wahrhaft dich selbst als die ganz besondere Frau, die du bist, lebst?

Welche Körperhaltung nimmst du dann ein?

Woran erkennst du, dass du authentisch bist?

Was sagst du dir dann?

Und wie kommunizierst du mit anderen?

Mit wem schwingst du in Resonanz, wenn du ganz und gar deine Weiblichkeit lebst?

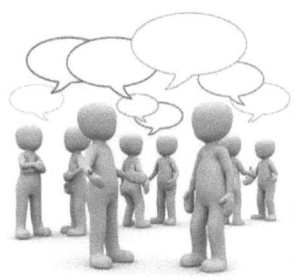

Wer passt dann zu dir?

Und wer nicht?

Bist du nun etwas bereiter, Beziehungen, die dich deine Weiblichkeit nicht frei und authentisch leben lassen, loszulassen oder sich wandeln zu lassen?

Und mehr die Gesellschaft mit jenen Menschen zu suchen, die dich in deinem Mich-selbst-in-meiner-einzigartigen-Weiblichkeit-leben fördern?

Wer bestätigt dich in deinem Selbstwertgefühl und fördert dich in deiner weiblichen Selbstverwirklichung?

Wer lässt dich deine wahre Größe als die ganz besondere Frau, die du bist, einnehmen?

Hast du diesbezüglich neue Erkenntnisse und Einsichten gewonnen?

Und bist du nun bereit, sie umzusetzen?

Um von nun an nicht mehr deinen Mann zu stehen, sondern ganz und gar DEINE Frau zu leben?

Wie fühlt sich diese neue Gestimmtheit an?

Und hast du im Spiel mit all den Fragen in diesem Buch mehr Selbstvertrauen gewonnen?

Selbstvertrauen

Wie sieht es übrigens aus mit deinem Selbstvertrauen?

Wie wird dein Leben aussehen, wenn du dir selbst mehr vertrauen kannst?

Erinnere dich an zumindest 5 Situationen, in denen du dir selbst vertraut und damit eine gute Erfahrung gemacht hast.

Und dann ergänze diese Sätze – möglichst mit beiden Händen:

„*Als ich mir selbst vertraut habe, da...* "

„*Wenn ich mir immer trauen würde, dann...* "

„*Wenn es um Wichtiges geht, dann vertraue ich...* "

„*Ich kann mich immer darauf verlassen, dass ich...* "

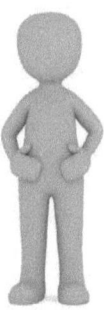

Vertrauen und Selbstvertrauen gehören jedenfalls zu meinen wichtigsten Ideale.

Gilt das für dich auch?

Ideale geben uns einen Platz, von dem wir ausgehen und zu dem wir immer wieder zurückkehren können.

Aber natürlich geht es nicht darum, uns als Versagerin zu fühlen, wenn wir von unseren Idealen abgewichen sind. Wir sind Meisterinnen im Werden.

Deine Ideale

Hast du Lust, dich zum Abschluss dieses Buches mit deinen Idealen zu befassen?

Welches sind deine Ideale?

Auch hier würde ich dir empfehlen, sie sowohl mit deiner rechten als auch mit deiner linken Hand zu notieren; denn die Erfahrung zeigt, dass dabei meist andere Ergebnisse zu Tage treten.

Da es inspirierend sein kann, andere Beispiele zu lesen, möchte ich dir hier einige Anregungen anbieten.

Das muss natürlich nicht bedeuten, dass etwas davon auch für dich gilt; aber es ist wahrscheinlich, dass diese Beispiele Assoziationen in dir wachrufen:

- Mir selbst treu zu sein
- Meinem spirituellen Wachstum verpflichtet zu sein und mein Leben möglichst bewusst zu leben
- Im Hier und Jetzt zu leben und die Freuden des Lebens als natürlich anzusehen und anzunehmen
- Meisterin der Manifestation zu sein
- Zugleich aber Meisterin der Hingabe
- Angerichteten Schaden wieder gut zu machen
- Aus Fehlern zu lernen
- Erfolg zu haben – in allem, wofür ich mich einsetze
- Täglich Neues hinzuzulernen und anzuwenden
- Die Liebe zu leben, nicht die Furcht
- Konsequenz in meinen Vorhaben
- Mein Potential weit(est)gehend zu erfüllen
- Ein glücklicher und zufriedener Mensch zu sein

- Demut zu lernen
- Anderen mit Freundlichkeit entgegen zu kommen
- Kompetenz in all meinem Tun
- Dankbarkeit zu empfinden
- Integrität in meinem Streben
- Ehrlichkeit und Wahrhaftigkeit
- Geben und Nehmen im Gleichgewicht zu halten
- Aussöhnung – mit mir selbst und allen anderen
- Harmonie in mir und um mich herum zu erfahren
- Fülle in allem zuzulassen
- Großzügigkeit
- Toleranz
- Gerechtigkeit
- Familie

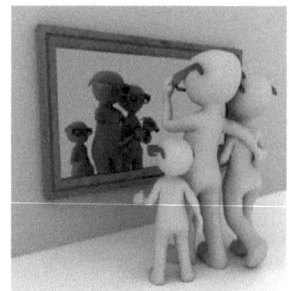

- Schwesterlichkeit
- Nächstenliebe
- Empfindungstiefe
- Hingabe
- Frieden

- Gemeinschaft
- Harmonie
- Selbstdisziplin
- Wohlbefinden
- Freiheit
- Abenteuer
- Individualität
- Gesundheit in Körper, Geist und Seele
- Intimität und Nähe
- Unterstützung
- Würde
- Spontaneität
- Positivität
- Schönheit
- Gemeinsamkeit

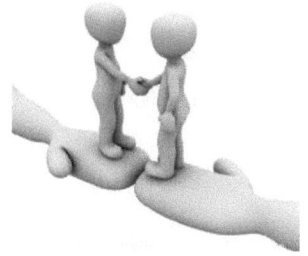

- Dienen
- Effizienz
- Willenskraft
- Lebensfreude

- Humor
- Sicherheit
- Respekt
- Spiritualität
- Stärke
- Unabhängigkeit
- Wachstum
- Kreativität
- Sinnesfreude
- Vertrauen
- Liebe
- Weisheit
- Zufriedenheit

Welches sind deine Ideale?

Und welche erachtest du als die 10 bedeutendsten Werte für deine Lebensgestaltung?

Welche als die 5 wichtigsten?

Und welcher ist dir am allerwichtigsten?

Erinnere dich bitte daran, dass bei diesen Fragen die Antworten weniger wichtig sind als die Prozesse, die sie in dir auslösen!

Welche Prinzipien führen in deinem Leben zu den positivsten Ergebnissen und „zahlen sich aus"?

Drücke diese Leitgedanken in der „ich bin"-Form aus:

„Ich bin kreativ, und das bringt mir im Leben ..."

„Ich bin humorvoll, und das bringt mir im Leben ..."

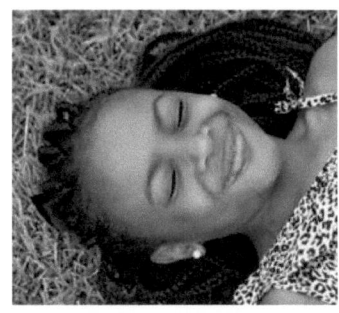

„Ich bin diszipliniert, und das bringt mir im Leben ..."

Dann überprüfe, inwieweit du dich im letzten Jahr an deine Wertvorstellungen gehalten hast:

Inwiefern stand mein Verhalten im Widerspruch zu meinen Idealen?

Habe ich mich anders gefühlt, wenn ich meinen Wertvorstellungen entsprochen habe?

Wenn ja, inwiefern?

Hast du das Gefühl, dass sich weibliche Ideale von männlichen unterscheiden?

Wenn ja: inwiefern?

Welche deiner Ideale empfindest du als besonders weiblich?

Weil sie dich am meisten in der Verwirklichung deiner einzigartigen Weiblichkeit fördern?

Wiederhole diese Überprüfung hin und wieder, aber ohne dich dabei zu be- oder verurteilen!

Sondern behandle dich dabei so wie jemanden, an dem dir sehr viel liegt!

Nachwort

Wenn du dich als die Frau, die du bist, bisher nicht gut, richtig und in Ordnung gefühlt hast – warum auch immer –, dann hoffe ich, dass ich dir in diesem Buch einige wertvolle Anregungen geben konnte.

Einerseits lag es mir am Herzen, dir immer wieder zu versichern, dass du genauso sein sollst, wie du bist. Wir lernen nun einmal durch Wiederholung.

Und vermutlich hast du auch immer wieder gehört, was alles an dir fehlerhaft und nicht ideal ist. Also scheint mir diese wiederholte Bestätigung sehr wichtig zu sein.

Andererseits habe ich dir einige Erklärungen für dein So-Sein angeboten, die mir und vielen anderen Frauen bereits geholfen haben, zu verstehen, warum wir so geworden sind, wie wir heute sind.

Und aus Verstehen kann Verständnis resultieren; und dieses Verständnis bringt dir hoffentlich Frieden und Zufriedenheit mit deinem So-Sein.

Hinterfrage all das an dir, womit du bisher nicht einverstanden warst, nach seiner Ursache! Und wenn du diese erst einmal erkannt hast, wird es dir leichter fallen, „ja" zu dir zu sagen.

Zumindest hoffe ich das sehr.

Vergiss bitte nicht, dass du der wesentlichste Mensch in deinem Leben bist; denn niemand teilt so viel Lebenszeit mit dir wie du selbst.

Also geh von nun an so mit dir um, wie es einem Menschen gebührt, den du wertschätzt.

Mir ist klar, dass das nicht immer einfach ist, aber denke dabei auch an dein inneres Kind, das aufblühen wird, wenn es endlich die Wertschätzung bekommt, die es verdient – und die es braucht, um zu gedeihen.

Und wenn dein inneres Kind gedeiht, wirst auch du in deiner wunderbaren Einzigartigkeit aufblühen.

Dieser Persönlichkeitsanteil ist enorm wichtig für deine Selbstverwirklichung, denn er schenkt dir all die Flexibilität, Offenheit für Neues, Kreativität, Lebensfreude und Begeisterung, die du brauchst, um dein großartiges Potenzial zu entfalten.

In meinem Weltbild bist du ein hell strahlendes, liebevolles göttliches Lichtwesen, das eine materielle Erfahrung macht – und als solches BIST du großartig!

Erkenne das bitte!

Also schenke deinem inneren Kind – und damit auch dir selbst – all die Liebe, Fürsorge, Aufmerksamkeit, Achtung, Ermutigung, Anerkennung, Bewunderung, Wertschätzung und Bestätigung, die du vermutlich vor allem anderen zukommen lässt.

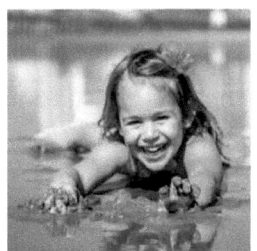

Nun bist DU dran!

Kontakt zur Autorin

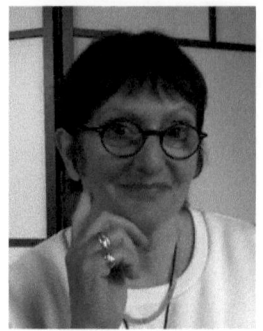

Dr. Michelle HAINTZ

Wer bin ich?

Als ursprünglich ausgebildete Ärztin bin ich heute vorwiegend als Schriftstellerin tätig. Sowie als bildende Künstlerin.

Parallel dazu bin ich Trainerin in der Persönlichkeits-Bildung: in Seminaren, Gruppen und in der Einzelberatung.

Worin sehe ich meine Lebensaufgabe?

Ich begleite Menschen, die in Resonanz mit mir schwingen, in die freudige und lustvolle Entfaltung ihres Potenzials. Wichtige Bausteine sind dabei Stressbewältigung und Kreativitätstraining. Mein wichtigstes Credo ist:

„Wir brauchen nicht über uns selbst hinaus zu wachsen, wir sind groß genug. Es reicht, wenn wir damit aufhören, uns selbst kleiner zu machen, als wir sind; aber auch anderen nicht mehr erlauben, uns klein zu machen. Es gilt also letztlich, unsere wahre Größe einzunehmen, indem wir in uns selbst hineinwachsen!"

Wichtige Ansprechpartner sind „HSP – hochsensible und hochsensitive Persönlichkeit" sowie Menschen, die als „alleingeborener Zwilling" zur Welt gekommen sind und Scanner Persönlichkeiten.

Meine Webseiten sind:

https://seelenfitness.info/

https://hsp-test.info/

https://alleingeborener-zwilling.com/

https://lebenswert365.info/

E-Mail:

michelle@lebenswert365.info

dr.michelle.haintz@aon.at

Facebook „Hochsensibilität im neuen Licht":

https://www.facebook.com/drmichellehaintz/

Facebook privat:

https://www.facebook.com/michelle.haintz.79

Youtube:

https://seelenfitness.info/youtube-kanal

Weitere Produkte der Autorin:

Selbsthilfe-Coaching für Frauen als E-Book und Taschenbuch Reihe. Klicke auf diesen Link und ich leite dich zum Amazon-Angebot:

https://seelenfitness.info/selbsthilfe-ebookreihe

Mehr E-Books und Bücher von mir findest du auch auf meiner Autorenseite auf Amazon:

https://seelenfitness.info/Michelle-Haintz-Amazon

Und hier ist die Übersicht über meine Produkte:
https://seelenfitness.info/produktuebersicht-haintz/

Meine Meditationen findest du hier:
https://lebenswert365.info/meditationen_enzln/

Interessiert am Verlagsprogramm mit weiteren E-Books und Büchern? Zum Bereich Esoterik, Coaching und Selbsthilfe für ein gesundes, erfolgreiches und glückliches Leben kann man sich hier informieren:

https://angelina-schulze-verlag.de/produktlisten

Bist du interessiert vor der Veröffentlichung von neuen Büchern und E-Books aus unserer Frauen Power Reihe eins **gratis zu bekommen**?

https://seelenfitness.info/testleserin-werden